中国医学临床百家·病例精解

中国医科大学附属第一医院

甲状腺外科疾病 病例精解

主编 张浩

科学技术文献出版社
SCIENTIFIC AND TECHNICAL DOCUMENTATION PRESS
·北京·

图书在版编目（CIP）数据

中国医科大学附属第一医院甲状腺外科疾病病例精解/张浩主编 . —北京：科学技术文献出版社，2020.3

ISBN 978-7-5189-6421-5

Ⅰ.①中… Ⅱ.①张… Ⅲ.①甲状腺疾病—外科学—病案 Ⅳ.①R653

中国版本图书馆 CIP 数据核字（2020）第 023846 号

中国医科大学附属第一医院甲状腺外科疾病病例精解

策划编辑：王梦莹	责任编辑：李 丹 赵鹏生	责任校对：文 浩 责任出版：张志平

出　版　者　科学技术文献出版社

地　　　址　北京市复兴路 15 号　邮编 100038

编　务　部　（010）58882938，58882087（传真）

发　行　部　（010）58882868，58882870（传真）

邮　购　部　（010）58882873

官 方 网 址　www.stdp.com.cn

发　行　者　科学技术文献出版社发行　全国各地新华书店经销

印　刷　者　北京虎彩文化传播有限公司

版　　　次　2020 年 3 月第 1 版　2020 年 3 月第 1 次印刷

开　　　本　787×1092　1/16

字　　　数　95 千

印　　　张　8.5

书　　　号　ISBN 978-7-5189-6421-5

定　　　价　78.00 元

编 委 会

主　　编　张　浩

编　　委　（按姓氏笔画排列）

王　曼　王志宏　王照华　吕承洲　孙　威

孙　涛　吴昌昊　张　平　张　挺　张　浩

张大林　张文谦　邵　亮　郑博元　贺　亮

秦　元　秦晓山　黄加鹏　韩　蕊　董文武

主 编 简 介

张浩，教授，博士生导师，主任医师、中国医科大学附属第一医院甲状腺外科主任，辽宁省甲状腺外科学术带头人。专门从事甲状腺外科的临床医疗、教学及科研工作。研究方向为甲状腺外科疾病的基础和临床研究。擅长甲状腺高难度手术，包括复杂甲状腺癌和复发甲状腺癌手

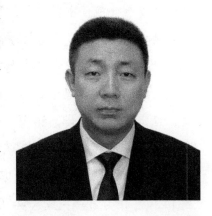

术、多功能保留的颈淋巴结清扫术、多次甲状腺手术及腔镜辅助下的小切口甲状腺手术等。

1992年毕业于中国医科大学医疗系，1996年获中国医科大学外科学硕士学位，1999—2003年获日本佐贺医科大学医学博士学位。2004年破格晋升为教授、主任医师。现任中华医学会外科学分会甲状腺及代谢外科学组副组长，国家卫生健康委能力建设和继续教育外科学专家委员会甲状腺专业委员会副主任委员，中国研究型医院学会甲状腺疾病专业委员会副主任委员兼秘书长，中国医师协会外科医师分会甲状腺外科医师委员会副主任委员，中国研究型医院学会甲状腺疾病专业委员会能量外科学组组长，中国研究型医院学会甲状腺疾病专业委员会神经监测学组副组长，中国研究型医院学会甲状旁腺及骨代谢疾病专业委员会副主任委员，中国研究型医院学会甲状腺疾病专业委员会术后管理智能服务学组副组长，中国医疗保健国际交流促进会临床实用技术分会副主任委员兼秘书长，中国医学装备协会外科医学装备分会甲状腺外科装备专业委员会副主任委员，中华医学

会内分泌学分会甲状腺学组委员，中国抗癌协会甲状腺癌专业委员会委员，中国医师协会外科医师分会 MDT 专业委员会常委，中国医师协会外科医师分会肿瘤外科医师委员会委员，辽宁省医学会外科学分会副主任委员兼甲状腺外科学组组长，辽宁省抗癌协会甲状腺癌专业委员会前任主任委员，辽宁省抗癌协会肿瘤微创治疗专业委员会副主任委员，辽宁省抗癌协会头颈肿瘤专业委员会常委。首届辽宁青年名医，辽宁省特聘教授，辽宁省"百千万人才工程"百人层次人选，辽宁"双千计划"百千万工程领军人才。全国医德标兵，辽宁省医德楷模，沈阳市白求恩杯先进个人。目前已培养博士、硕士研究生 40 余名，现有在读博、硕士研究生 10 余名。

自 2005 年起承担包括国家自然科学基金在内的省部级科研课题 14 项。作为第一完成人获 2007 年中华医学科技奖二等奖和辽宁省科学技术奖二等奖、2015 年辽宁省科技进步奖二等奖和辽宁医学科技奖三等奖。获实用新型专利 1 项。作为主译者之一主译《Thyroid Surgery – Preventing and Managing Complications》一书，作为第一作者或通讯作者发表相关论文 133 篇，其中 45 篇被 SCI 所收录，发表在 *Hepatology*、*Clin Cancer Res*、*Oncogene*、*Cancer*、*Thyroid*、*Cell Death & Disease*、*European Journal of Endocrinology*、*Clinical Endocrinology*、*Endocrine* 等国际权威性杂志，总影响因子达 129.05。担任《中国实用外科杂志》和《中国普外基础与临床杂志》编委，作为执笔者编写《甲状腺外科能量器械应用专家共识》和《甲状腺手术切口入路、缝合技术与缝合材料选择中国专家共识（2018 版）》，作为编写委员会成员参与中国《甲状腺结节和分化型甲状腺癌诊治指南》《甲状腺手术中甲状旁腺保护专家共识》《慢性肾功能衰竭继发甲状旁腺功能亢进外科临床实践专家共识》《分化型甲状腺癌颈侧区淋巴结清扫专家共识》《甲状腺及甲状旁腺术中喉上神经外支保护与监测专家共识》和《超声引导下甲状腺结节细针穿刺活检专家共识及操作指南》的制定。

前　言

　　随着外科诊治技术的不断进步与发展，甲状腺与甲状旁腺疾病的诊治水平提高非常迅速。但是，由于相关循证医学证据的数据和等级不足，使临床医生在甲状腺与甲状腺旁腺外科疾病的诊治过程中仍有许多困惑，特别是对于一些少见和疑难疾病的诊断就更加困难。这就需要外科医生在临床实践中以更加严谨和认真的科学态度去研究分析每一个病例，不断积累疾病诊治经验，提高医疗诊治水平。值此我院出版《中国医科大学附属第一医院病例精解》丛书的良机，我们将甲状腺外科近年来所收集整理的典型病例、疑难病例及少见病例奉献给广大读者，期待能帮助读者快速掌握相关疾病的基本特征，以便更好地为广大患者服务。

　　我们收集了 31 例甲状腺外科病例，为了便于阅读，采用病史描述和病例图片相结合的方式介绍病例资料，力争做到图文并茂、直观易懂，利于读者学习。不仅如此，每个病例均结合我们的临床经验，参考国内外相关书籍和文献，撰写了病例分析和病例点评，以便广大读者可以更加熟练地掌握甲状腺及甲状旁腺疾病外科的诊疗要点。

　　由于我们的水平有限，有些病例分析意见不一定全面，纰漏之处在所难免，仅供读者参考，并敬请批评指正。

目　录

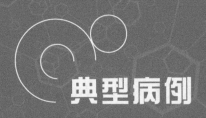

典型病例

001 甲状腺乳头状癌一例

病例介绍

患者女性，63岁。8天前无意中发现颈前随吞咽活动肿物，约鸽蛋大小，无疼痛，无饮水呛咳，有压气感，有吞咽困难及异物感。今为求进一步诊治收入院。患者病来无发热，偶有心慌，无多食、消瘦，偶有易情绪激动等高代谢症状，饮食、夜眠、二便如常，病来体重无明显变化。

查体：颈部对称，气管居中，颈前偏左可触及直径约2 cm质韧结节，可随吞咽上下活动，颈部未触及明确肿大淋巴结，颈部听诊未闻及明确血管杂音。

颈部超声：甲状腺可见多个结节，右叶大者位于上极偏后，大小约为8.1 mm×7.4 mm，中心部结节大小约为6.1 mm×6.3 mm，有占位感，边界不清，其内可见彩色血流，左叶大者几乎充满整个腺体，范围约50.7 mm×36.4 mm，其内回声不均匀，可见强回声条不典型强光点，周边及其内可见彩色血流。腺体后未见明显结节，CDFI彩色血流未见血管扩张。右颈部可见数个淋巴结，大者约为18.2 mm×5.4 mm。左颈部可见数个淋巴结，大者约为12.3 mm×5.3 mm。超声提示甲状腺结节（TI-RADS3级），左叶大者伴不典型微钙化（TI-RADS4 a级），右叶中心部结节（TI-RADS4 b级）。甲状腺增强CT：左侧甲状腺明显增大，其内可见稍低密度肿块影，大小约为2.9 cm×3.7 cm，CT值约为43 HU，增强扫描不均匀强化，CT值平均约为135 HU，甲状腺被膜欠完整，甲状腺与邻近结构分界尚清，气管轻度受压移位，管腔未见明显变窄，甲状腺右叶可见多发结节样低密度灶，直径小于1 cm，CT值约为87 HU，增强扫描后可见强化，CT值约为188 HU。双侧颈部可见肿大淋巴结。细针穿刺病理检查：双侧病灶考虑甲状腺乳头状癌，BRAF（+）。喉镜显示双侧声带运动良好。甲状腺功能甲炎未见异常。

全麻下行全甲状腺切除，双侧Ⅵ区淋巴结清扫术，术中发现甲状腺左叶体部偏上一直径约为5 cm质硬肿物，肿物表面凹凸不平，活动性差，侵及带状肌，将肿物及腺叶连同受侵带状肌一并切除。术中病理：左叶肿物为乳头状癌。右叶肿物剖面呈黄白色，约8 mm，无包膜，术中病理：微小乳头状癌伴结节性甲状腺肿。术后病理：双侧Ⅵ区淋巴结均有转移。术后每日早饭前30分钟口服左甲状腺素钠150 μg，1个月后行[131]I清甲治疗，随访5年，定期每半年复查超声及甲状腺球蛋白，未见复发。

病例分析

甲状腺乳头状癌（papillary thyroid carcinoma，PTC）属于分化型甲状腺癌，好发于女性患者，近年来，其发病率逐步升高，患者常因体检发现甲状腺肿物或颈前出现随吞咽活动的不规则性实性肿物前来就诊。虽然 PTC 发展缓慢、预后较好，但颈部淋巴结转移较常见，中央区淋巴结是甲状腺乳头状癌最常见的转移部位。

PTC 的诊断首先应采集病史，近期是否有快速增大、随吞咽上下活动的颈部肿物病史；其次依据术前影像学检查：甲状腺超声，根据结节的 TIRADS 分级对结节性质进行评估（具体可参照美国放射学会根据甲状腺结节形态制定的 TIRADS 分级）。甲状腺增强 CT 可以评估甲状腺结节与周围组织的关系（是否腺外侵袭）、下极延伸至胸骨后的程度、可疑转移淋巴结情况；术前细针穿刺病理检查可以通过细胞学结合基因检测（*BRAF* 突变、*Ras* 突变、*RET/PTC* 重排）明确诊断。术中冰冻病理、术后石蜡病理及免疫组化可以做出最终诊断。

制定 PTC 手术的甲状腺切除范围时，需要考虑以下因素：肿瘤大小；有无侵犯周围组织；有无淋巴结和远处转移；单灶或多灶；童年期有无放射线接触史；有无甲状腺癌或甲状腺癌综合征家族史；性别、病理亚型等其他危险因素。应根据临床 TNM（cTNM）分期、肿瘤死亡/复发的危险度、各种术式的利弊和患者意愿，细化外科处理原则，不可一概而论。PTC 的甲状腺切除术式主要包括全/近全甲状腺切除术和甲状腺腺叶 + 峡部切除术，建议术中在有效保留甲状旁腺和喉返神经情况下，行病灶同侧中央区淋巴结清扫术。建议 PTC 的全/近全甲状腺切除术适应证包括：①童年期有头颈部放射线照射史或放射性尘埃接触史；②原发灶最大直径 >4 cm；③多癌灶，尤其是双侧癌灶；④不良的病理亚型，如：PTC 的高细胞型、柱状细胞型、弥漫硬化型、实体亚型，PTC 的广泛浸润型，低分化型甲状腺癌；⑤已有远处转移，需行术后[131]I 治疗；⑥伴有双侧颈部淋巴结转移；⑦伴有腺外侵犯（如气管、食管、颈动脉或纵隔侵犯等）。全/近全甲状腺切除术的相对适应证是：肿瘤最大直径介于 1~4 cm 之间，伴有甲状腺癌高危因素或合并对侧甲状腺结节。建议对临床颈部非中央区淋巴结转移（cN1 b）的 PTC 患者，行侧颈区淋巴结清扫术。术中注意保护甲状旁腺及喉返神经等重要组织结构，解剖仔细、到位，切除彻底。腺叶及中央区淋巴脂肪组织切除后，必须对切除标本进行仔细检查，对于确认离体的甲状旁腺，应尽快进行自体移植。

术后根据患者的肿瘤复发危险分层和 TSH 抑制治疗的副作用风险，制定个体化治疗目标。选择性应用[131]I 清甲治疗，对于存在远处转移病灶者，可根据病灶摄碘情况行[131]I 清灶治疗。术后定期复查甲状腺功能及颈部超声，长期随访的过程中应根据血生化检查（甲状腺球蛋白、甲状腺球蛋白抗体）变化及变化趋势、颈部影像学检查（超声、增强 CT 等）、穿刺病理检查等综合判断是否复发，如果发现存在新的病灶或转移，应再次评估手术风险并制定治疗决策。

病例点评

甲状腺乳头状癌首选手术治疗，术前应完善检查，对病情全面评估，避免遗漏转移病灶及转移的淋巴结。首次手术应力求规范治疗，可参考我国《2012 年甲状腺结节及分化型甲状腺癌诊治指南》

笔记

选择切除范围，术后根据患者的肿瘤复发危险分层和 TSH 抑制治疗的副作用风险，制定个体化治疗目标。选择性应用^{131}I 清甲治疗，对于存在远处转移病灶者，可根据病灶摄碘情况行^{131}I 清灶治疗。术后定期复查甲状腺功能及颈部超声，长期随访的过程中应根据血生化检查（甲状腺球蛋白、甲状腺球蛋白抗体）变化及变化趋势、颈部影像学检查（超声、增强 CT 等）、穿刺病理检查等综合判断是否复发。

（吴昌昊）

002 甲状腺癌伴双侧颈部淋巴结转移一例

病例介绍

患者男性，28 岁。半个月前检查发现甲状腺肿物，无疼痛，无声音嘶哑，无饮水呛咳，无压气感，无吞咽困难及异物感。

查体：颈部对称，气管居中，颈前偏右可触及直径约为 2 cm 的质韧结节，颈前偏左上可触及直径约为 2.5 cm 的质硬结节，结节表面光滑，无压痛，可随吞咽上下活动，颈部未触及明确肿大淋巴结，颈部听诊未闻及明确血管杂音。

甲状腺超声：右叶中部可见低回声，大小约为 22.0 mm × 11.8 mm × 19.1 mm，轮廓清，边缘及内部可见点状强回声。下极可见相同性质回声，大小约为 20.0 mm × 10.8 mm。左叶中上部偏后方可见低回声，大小约为 32.8 mm × 16.2 mm × 16.0 mm，边界不规则，内可见密集点状强回声，未见血流。右颈部可见数个淋巴结，大者约为 12.0 mm × 4.8 mm，位于Ⅲ区，回声稍低。左颈部Ⅳ区可见数个淋巴结，大者约为 10.2 mm × 5.6 mm，内见点状强回声。左颈部Ⅴ区可见淋巴结，大小约为 10.2 × 5.6 mm，回声不均匀。胸骨上窝偏左可见淋巴结，大小约为 12.3 mm × 8.5 mm，内见点状强回声。提示甲状腺左叶结节伴微钙化（TI-RADS 5 级），右叶结节伴微钙化（TI-RADS 4 c 级），胸骨上窝偏左淋巴结肿大伴微钙化，注意继发双颈部淋巴结，回声不均匀稍低伴不典型微钙化。甲状腺增强 CT（图 1）：双侧甲状腺饱满，平扫密度欠均匀，其内可见类圆形低密度结节灶，较大者位于左叶，最大截面大小约为 2.3 cm × 2.2 cm，平扫 CT 值约为 58 HU，增强扫描可见强化，CT 值约为 116 HU，邻近部分被膜显示不清，气管居中，未见明显受压，胸骨后未见异常，双侧颈部可见多发肿大淋巴结，左侧Ⅲ、Ⅳ区淋巴结明显不均匀强化。提示双侧甲状腺结节性病变，恶性伴左侧Ⅲ、Ⅳ区淋巴结转移不除外。甲状腺功能

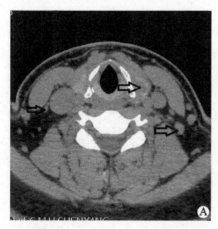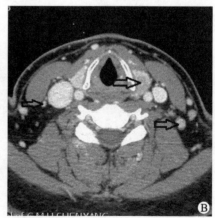

注：A. 平扫 CT，见甲状腺下极低密度影及双侧颈部肿大淋巴结（黑色箭头）；B. 增强 CT，双侧颈部肿大淋巴结明显强化（黑色箭头）

图 1　甲状腺 CT 检查结果

检查：FT_3 5.1000 pmol/L，FT_4 13.5900 pmol/L，TSH 0.8050 mIU/L，TPOAb 0.3200 IU/ml，TGAb 1.9800 IU/ml。

全麻下行"全甲状腺切除，双侧Ⅵ区淋巴结清扫，改良型同期双颈淋巴结清扫术"，术后病理：甲状腺左叶肿物：乳头状癌；甲状腺右叶肿物：乳头状癌；喉前淋巴结（1/3），左侧Ⅲ区淋巴结（6/15），左侧Ⅳ区淋巴结（5/7），左侧ⅤB区淋巴（1/3），左侧Ⅵ区淋巴结（7/8），右侧Ⅱ区淋巴结（1/7），右侧Ⅲ区淋巴结（4/13），右侧Ⅵ区淋巴结（3/6），左侧Ⅱ区淋巴结（0/5），右侧Ⅳ区淋巴结（0/13），右侧ⅤB区淋巴结（0/6），提示淋巴结转移癌。术后无声音嘶哑，无饮水呛咳，无口唇麻木及手足抽搐，无呼吸困难，5天后出院。术后2年复查未复发。

病例分析

双侧颈淋巴结清扫术于1909年由Duval首先提出。早期同期行双侧颈淋巴结清扫术，病死率高达14%，原因是双侧颈内静脉结扎后造成颅内压明显升高，导致脑组织损伤。对于需要行双侧颈淋巴结清扫的病人因考虑手术风险及创伤，以往以行分期双侧颈淋巴结清扫为宜。近年来随着甲状腺手术技术的逐渐提高及手术器械的不断进展，同期双侧颈清扫逐步推广。经过仔细的术前评估，经验丰富的甲状腺专科医生行同期双侧颈淋巴结清扫的术后并发症并不明显高于分期清扫。如上海交通大学医学院附属瑞金医院的研究显示对19例病人行同期双侧颈清扫，术后并发症的发生率为26.3%，且1例为肿物侵犯喉返神经，术中将神经切断以保证肿物的完整切除，其余4例均为暂时性的手术并发症，1个月内均恢复正常。

同期双颈清扫与分期双颈清扫相比具有以下几点优势：①同期

笔记

双侧颈清扫明显缩短住院天数节省医疗资源；②由于减少再次手术创伤，同期双侧颈淋巴结清扫病人对于切口满意率明显优于分期手术；③同期双侧颈淋巴结清扫降低病人的心理和经济负担；④同期双侧颈淋巴结清扫可让病人早期接受后续治疗，也减少了多次麻醉的风险。值得注意的是，仔细的术前评估是决定能否行同期双侧颈清扫的关键，故术前须完善 CT 及声带检查以决定更适合病人的手术方式。对于术前即怀疑存在单侧或双侧喉返神经受侵犯的病人同期双侧颈清扫可能导致双侧喉返神经功能障碍增加术后气管切开的发生率。再者部分颈内静脉侵犯的甲状腺癌病人同期清扫，一旦术中双侧颈内静脉损伤结扎可能引起颅内水肿甚至危及生命。

本例病人经过术前评估发现肿物并不侵犯喉返神经与颈内静脉。在术中操作时还应注意防止一些部位淋巴结的遗漏，如ⅡB区淋巴结、位置深在的Ⅳ区淋巴结、Ⅴ区淋巴结、颈丛神经根间淋巴结、胸锁乳突肌－胸骨舌骨肌间淋巴结和咽旁淋巴结，并且注意重要神经及肌肉的保护，以提高病人术后的生活质量。

病例点评

随着甲状腺癌发病率呈上升趋势，双侧颈部淋巴结转移病人也随之增多。目前临床研究认为在保证至少一侧颈内静脉完整的条件下可行同期双侧颈淋巴结清扫术。同期双侧颈清扫能在根治疾病的同时，降低病人的花费，节省社会的医疗资源，从而实现双赢。应选择经验丰富的甲状腺专科医生进行同期双侧颈淋巴结清扫术，以保证手术的安全性、降低手术并发症的发生率，真正的使病人获益。

（秦晓山）

003 儿童及青少年甲状腺癌一例

病例介绍

患儿女，10 岁。体检发现甲状腺肿物 6 个月，约 4 cm 大，无疼痛，无声音嘶哑，无饮水呛咳，无压气感，无吞咽困难及异物感。

查体：颈部对称，气管居中，颈前偏右可触及直径约为 4 cm 的质韧结节，结节表面光滑，无压痛，可随吞咽上下活动，颈部未触及明确肿大淋巴结，颈部听诊未闻及明确血管杂音。

甲状腺超声：甲状腺左叶中部偏前可见结节，大小约为 2.8 mm × 2.0 mm，囊性为主，可见彗尾样强回声，右叶肿大，变形，形态饱满，回声高低不均，分叶状，中部偏下明显减低，范围约 10.9 mm × 8.9 mm × 7.7 mm，不规则，边界模糊，点条样血流显示，局部弹性成像以偏蓝色为主，右叶腺体内可见弥漫分布的强光点，部分有声尾，右叶上极偏后可见高回声结节，大小约为 6.2 mm × 4.7 mm，较规则，边缘可见血流显示，右叶下极可见多个淋巴结，大者约为 8.4 mm × 4.3 mm，可见强光条，左叶下方也可见淋巴结，大小约为 6.9 mm × 4.0 mm。提示甲状腺左叶结节液性变伴浓缩胶质（TI - RADS 3 级），甲状腺右叶区回声改变，考虑自身免疫性甲状腺病或炎症伴局部结节样改变，浓缩胶质形成，或注意局部不典型结节伴多发微钙化，不规整（TI - RADS 4 a 级）。甲状腺增强 CT（图 2）：右侧甲状腺体积明显增大，实质密度不均匀减低，平扫 CT 值

54 HU，增强扫描较正常甲状腺呈低密度，CT值157 HU；甲状腺被膜完整，轮廓清晰；左侧甲状腺未见异常强化；气管略受压左偏。甲状腺功能检查：FT_3 6.1400 pmol/L；FT_4 14.6500 pmol/L；TSH 3.1757 mIU/L；TPOAb 0.1500 IU/ml；TGAb 156.8000 IU/ml。

在全麻下行"全甲状腺切除、改良型右颈淋巴结清扫术"，术后病理：（右）桥本病伴乳头状癌；右侧Ⅱ区（0/12），右侧Ⅲ区（1/3），右侧Ⅳ区（3/5），右侧Ⅴ区（0/2），右侧Ⅵ区（4/8），右侧ⅦB区（2/4）：淋巴结转移癌。术后无声音嘶哑，无饮水呛咳，无口唇麻木及手足抽搐，无呼吸困难，4天后出院。随访18个月，TG < 0.20 ng/ml；TBG 19.90 μg/ml；甲状腺超声：甲状腺术后，未见明显占位，左颈部淋巴结显示欠均匀，考虑反应性增生，左锁骨上窝淋巴结显示部分类圆形，以上较之前无明显变化。

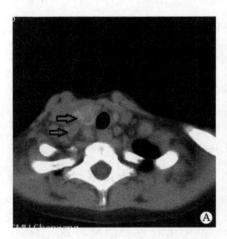 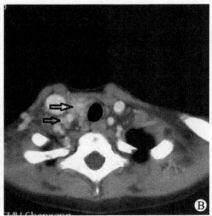

注：A. 平扫CT，右侧甲状腺体积明显增大实质密度不均匀减低及侧颈部肿大淋巴结（黑色箭头）；B. 增强CT，增强后较正常甲状腺密度低及侧颈部明显强化淋巴结（黑色箭头）

图2　甲状腺CT检查结果

病例分析

该患者确诊年龄为 10 岁，是典型的儿童及青少年甲状腺癌。现有资料无法从整体上呈现我国儿童甲状腺癌的发病趋势，美国流行病学与最终结果（Surveillance Epidemiology and End Results，SEER）报道，过去 31 年儿童甲状腺癌的发病率以每年 1.1% 左右的速度增长。

儿童及青少年甲状腺癌虽然在病理组织学特性上与成人没有明显不同，但生物学行为上却有很大差异，具有更强的侵袭性，常表现为多灶性，易侵犯包膜及周围组织，如喉返神经、气管、食管及血管等，易出现颈部淋巴结及远处转移等。儿童及青少年甲状腺癌多数表现为无症状颈部肿物，该症状家长容易忽视，因此对于具有甲状腺癌高危因素（如放射暴露史、家族史、桥本病等）的儿童，每年进行一次体格检查，如发现可触及的结节、甲状腺不对称或异常淋巴结肿大，则需进行额外的影像学及病理学检查。

手术治疗是儿童及青少年甲状腺癌首选治疗方式，但其术式一直存在争议。美国甲状腺协会（American Thyroid Association，ATA）以及一些学者认为儿童及青少年甲状腺结节一旦经病理证实为甲状腺癌，就应当行全甲状腺切除术。但也有学者认为，全甲状腺切除后，儿童患者与成年患者相比，更容易出现并发症。一项关于儿童及青少年甲状腺癌手术方式选择的系统评价发现，与其他手术方式相比，全甲状腺切除术在生存率和复发率方面无明显优势。考虑到该病侵袭性较强，宜选择较为激进的手术方式；但由于儿童及青少年处于生长发育阶段，应慎行全甲状腺切除术。关于颈部淋巴转移清扫问题，应较成人更积极。较多研究已显示，儿童

笔记

甲状腺颈部淋巴结转移率明显高于成人。因此，术前需进行细致的超声影像学检查，可疑淋巴结尽可能行细针穿刺细胞学检查，明确诊断。

术后内分泌治疗方面，2015 年 ATA 指南建议儿童及青少年甲状腺癌 TSH 抑制范围应由 ATA 危险分层和现有的疾病状态确定，高危风险组建议控制 TSH 水平为 0.5 ~ 1.0 mU/L，中危风险组建议控制 TSH 水平为 0.1 ~ 0.5 mU/L，低危风险组建议 TSH < 0.1 mU/L。术后放射性[131]I 治疗能够很好地降低复发转移率，但对于正处在生长发育阶段的儿童及青少年，放射性[131]I 治疗可能带来第二原发肿瘤的发病率增加、对生殖系统的影响以及发生肺纤维化。关于儿童和青少年甲状腺癌的治疗剂量目前尚缺乏统一标准。因此对于儿童及青少年甲状腺癌患者，应慎行放射性[131]I 治疗，若行放射性[131]I 治疗，其给药计量应该由具有儿童给药经验的专家来计算。

病例点评

临床中对儿童甲状腺癌的认知与成人相比还存在不足，其病理生理学、临床表现和长期结果与成人存在差异，故对于儿童甲状腺癌的诊治不能完全对照成人甲状腺癌的诊治标准。考虑到其处于生长发育阶段的特殊性及术后可能的并发症和复发率，手术治疗应当由经验丰富的外科医生进行。儿童及青少年甲状腺癌最好在大型综合性医院且相关科室如甲状腺外科、内分泌科、麻醉科等相关科室有一定儿科专业性的医院接受治疗。

（秦晓山）

004. 胸骨后甲状腺肿一例

病例介绍

患者男性，77岁，以"发现甲状腺肿物7年，声音嘶哑及饮水呛咳2个月"为主诉入院。患者7年前检查发现甲状腺肿物，长径约为2 cm，无压气感，无声音嘶哑及饮水呛咳，之后定期复查。两个月前患者出现声音嘶哑及饮水呛咳，无压气感，无吞咽异物感。近来饮水呛咳稍缓解，于我院行彩超检查提示疑为纵隔内甲状腺肿物。

查体：颈部不对称，颈前右侧可触及长径约为6 cm肿物，颈前左侧可触及直径约为1 cm的肿物，肿物下界未触及。肿物无压痛，活动度良好，可随吞咽上下活动。颈部未触及异常肿大淋巴结，听诊未闻及血管杂音。

甲状腺彩超：甲状腺左叶散在多个结节，大者面积约为7.8 mm×5.8 mm，右叶下极下方偏后结节大小约为57.1 mm×51.5 mm，呈混合性，以低回声为主，内见强回声，边界欠清晰，形态尚规则，其内可见粗大血流显示。纤维喉镜：右侧声带旁正中位固定，左侧声带运动可，声门闭合不严。甲状腺CT：双侧甲状腺结节性病变，右后纵隔内囊实混合占位伴囊变、钙化，甲状旁腺腺瘤样结节病变可能性大，平扫CT值实性部分59 HU，增强后160 HU（图3）。三维重建后，可见右叶肿物大部分位于胸骨后（图4）。化验：血钙、血磷、血镁、甲状旁腺素及甲状腺功能、甲炎均正常。

全麻下经颈部低位横弧形切口行甲状腺肿物切除术，肿物完整切除，未行胸骨切开，术中可见右叶肿物几乎全部位于胸骨后及锁骨水平以下，喉返神经检测未探及右侧 V1 及 R1 信号。术后病理回报：符合胸骨后甲状腺肿伴纤维化。

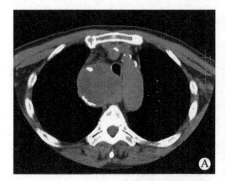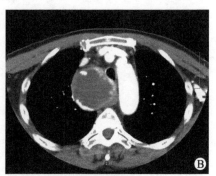

图 3　甲状腺 CT 平扫（A）+ 增强（B）检查结果

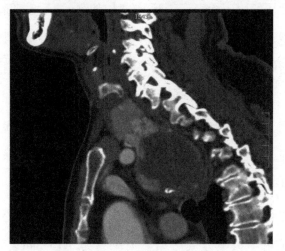

图 4　甲状腺三维 CT 检查结果

病例分析

　　胸骨后甲状腺肿及其亚型已被广泛定义为胸骨、锁骨、胸腔内、纵隔范围内的迷走、异位、有活力的甲状腺肿，包括可移动的及下垂的甲状腺肿。有学者认为可定义为超过 50% 的体积位于胸骨后的甲状腺肿，也有学者认为可定义为通过探查纵隔才能切除的甲状腺肿，但目前尚无统一明确的定义方法。该病占甲状腺疾病的 9% ~ 15%，占纵隔肿瘤的 5.3%。女性多于男性，男女之比为 1∶3～4，以 40 岁者以上居多。临床主要表现为肿块压迫周围器官所引起，如压迫气管引起呼吸困难、喘鸣；压迫上腔静脉引起上胸部及颈部表浅静脉怒张，上肢水肿等上腔静脉综合征；压迫食管引起吞咽困难，食管较气管柔软，即使食管受压或移位，仍可躲避肿瘤的压力；压迫喉返神经出现声嘶，亦可见压迫外周交感神经引起 Horner 综合征，以上症状很少出现。症状的轻重与肿块的大小、部位有关。

胸骨后甲状腺肿的分类方法也有很多，其中 Shahian 的分类方法比较详细，可用于评估胸骨后甲状腺肿能否安全切除。分类方法如下：Ⅰ 型胸骨后甲状腺肿与前纵隔相关，Ⅰ A 型为单独的前纵隔疾病，而 Ⅰ B 型则累及胸骨后；Ⅱ 型与后纵隔受累相关，其中 Ⅱ A 型为孤立的纵隔甲状腺肿，Ⅱ B 型为后纵隔甲状腺肿伴同侧甲状腺叶肿大延伸，Ⅱ C 型为伴对侧甲状腺叶肿大延伸，其中 C1 是延伸到气管后，C2 是延伸到食管后的两种情况；Ⅲ 型为孤立的纵隔甲状腺肿，与正常腺体无联系，可能有纵隔血供。

胸骨后甲状腺肿的诊断方法有多种，B 超可以初步定位甲状腺肿大小，位置，形态及回声情况，判断肿块是囊性还是实性，并与血管瘤进行初步鉴别。CT 能准确测量甲状腺的体积，显示病变的延伸范围，颈部淋巴结情况，病变内部的密度，对血管等周围组织的压迫和浸润程度，并能提供病变内部钙化、囊性变和周围骨质是否破坏等信息。三维 CT 对术前气道狭窄情况的评价有着重要的作用，在麻醉插管时能指导插管顺利通过狭窄处。MRI 检查可帮助了解肿瘤与甲状腺、气管、血管的关系，排除血管瘤，但对于肿块特征的显示不如 CT。

所有的胸骨后甲状腺肿都应该行手术治疗。足够长的颈部低位横弧形切口可成功切除大部分胸骨后甲状腺肿。手术时先处理颈部腺体周围血管，将胸骨后肿物周围组织钝性分离后，争取将胸骨后部分完整提出切口后切除，若有条索样组织，应予以探查后确切结扎，防止术后出血，术中应用喉返神经探测仪可有效辅助寻找、识别喉返神经，防止误损伤。

所有的胸骨后甲状腺肿的手术都应在术前同胸外科医生一起做好是否需要切开胸骨的评估，并做好充分准备，但是不推荐胸骨切开或开胸手术作为处理胸骨后甲状腺肿的一个独立方式，因为有极高的术中损伤喉返神经风险。

📋 病例点评

胸骨后甲状腺肿在临床上较常见，诊断方法以 B 超及颈部 CT 为主，治疗以手术为首选。术前做好评估，术中仔细结扎、分离，防止副损伤，绝大部分胸骨后甲状腺肿可通过颈部低位横弧形切口完整切除，且治疗效果比较满意。

（邵　亮）

005 巨大结节性甲状腺肿一例

📋 病例介绍

患者女性，66 岁。以"颈前肿物进行性增大 2 年"来诊。无疼痛，无声音嘶哑、饮水呛咳，无吞咽困难及异物感，有压气感，无多食、消瘦、易情绪激动等高代谢症状。

查体：颈前偏右可触及直径约为 6 cm 的质韧结节，颈前偏左可触及直径约 5 cm 质韧结节，结节表面光滑，无压痛，可随吞咽上下活动，未触及肿大淋巴结，听诊未闻及血管杂音。

颈部超声：甲状腺右叶几乎充满结节，上极大者约为 35.3 mm × 20.2 mm，网状，其内见强回声光条，下极大者约为 60.2 mm × 37.2 mm，融合状，其内无回声，向胸骨后生长，左叶充满结节，上极大者约为 32.6 mm × 17.6 mm，网状，下极大者约为 53.2 mm × 28.1 mm,向胸骨后生长。腺体后未见明显结节，CDFI 彩色血流未见血管扩张。诊断意见：甲状腺结节液性变伴条样钙化，充满型，双叶下极向胸骨后生长（TI-RADS 3 级）。甲状腺增强 CT（图 5、图 6）：双侧甲状腺及峡部弥漫性增大，突入纵隔，其内多发类圆形低密度影及钙化灶，CT 值为 51～64 HU；增强扫描明显强化，CT 值为 110～140 HU；颏下正中肌间隙内、甲状软骨右前方可见相似结节；甲状腺被膜完整，轮廓清楚；气管受压移位，略有狭窄。诊断意见：双侧甲状腺多发结节性病变，结节性甲状腺肿，不除外局部恶变。颈部正中、颏下正中肌间隙内结节，异位甲状腺合并结节性甲状腺肿可能性大。纤维喉镜检查提示双侧声带充血，黏膜光滑，运动良，声门闭合可。甲状腺功能甲炎：TGAb 10.6500 IU/ml（0.0000～4.1100 IU/ml），TSH 0.0656 mIU/L（0.3500～4.9400 IU/ml）；FT_3、FT_4 均于正常范围。

全麻下行全甲状腺切除术，术中使用喉返神经检测仪，手术器械为 FOCUS＋超声刀及电刀。探查见甲状腺双叶明显增大，右叶上下径约 12 cm，左叶上下径约 10 cm。峡部明显增厚，充满结节，左叶上极可至舌骨水平，外侧颈内静脉受压严重，右叶分叶状不规则生长，下极可达胸骨后约 3 cm，椎体叶可及部位直径约为 3 cm 的囊实性结节，气管明显受压左偏。术中病理（图 7～图 9）：（右）结节性甲状腺肿；（左）结节性甲状腺肿伴腺瘤样增生。术后无声音嘶哑，无饮水呛咳，无口唇麻木及手足抽搐，无呼吸困难。术后 12 小时甲状旁腺激素测定5.99 pmol/L（0.66～12.00 pmol/L），血钙 2.12 mmol/L(2.17～2.57 mmol/L)。

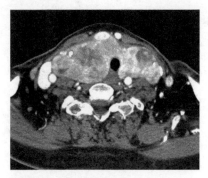 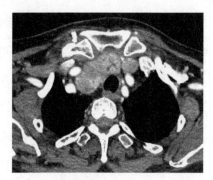

图5 颈部增强CT示气管受压移位　图6 颈部增强CT示肿物深入胸骨后

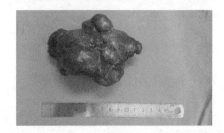 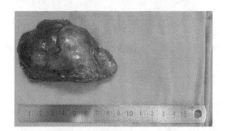

图7 切除右叶肿物　　　　　图8 切除左叶肿物

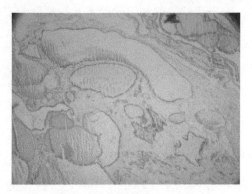

注：镜下见甲状腺滤泡，内见胶质

图9 病理检查结果

病例分析

　　结节性甲状腺肿是常见的甲状腺疾病。缺乏碘元素使甲状腺激素生成不足，从而导致促甲状腺激素分泌增多，造成了甲状腺功能亢进，滤泡上皮呈高柱状，类胶质含量减少，之后甲状腺滤泡萎缩，大量类胶质潴留，形成甲状腺结节。我国经普遍的碘盐防治，

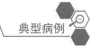

地方性甲状腺肿的发病率已有明显下降，但巨大的甲状腺肿仍常见，尤其是偏僻山区。多数患者初诊行甲状腺彩超可发现甲状腺呈多结节性改变。若甲状腺增大发生变形或表现出压迫相邻器官症状，则需行手术治疗。对于结节尽可能行术前穿刺或术中冰冻切片检查以明确其病理性质。颈部增强 CT 可以明确肿物周围组织受压情况。喉镜检查可确认有无喉返神经受压引起的声带功能异常。对于继发甲状腺功能亢进的患者，须给予碘剂准备，亢进严重者应给予硫脲类药物治疗。

巨大甲状腺肿血管粗大质脆，易出血，增加手术难度。腺叶肿大变形使喉返神经与甲状旁腺位置发生改变，难以识别。肿物与邻近组织紧密贴合，手术空间狭小，喉返神经易牵拉损伤。因此，术中应采用精细化被膜解剖技术，同时使用神经检测辅助识别和保护喉返神经。术中要注意保护好甲状旁腺的血供，防止因巨大甲状腺肿与甲状旁腺周围组织紧密粘连，分离时对甲状旁腺血管的损伤导致并发症。同时注意甲状旁腺解剖位置、特征、形态和色泽，防止误切。一旦发现误切要及时移植。对于有气管压迫患者，术毕需待其清醒后，边拔导管边观察。一旦出现呼吸困难，应重置导管，再做气管切开。

病例点评

结节性甲状腺肿是外科常见病，巨大结节性甲状腺肿因其病变复杂，血运丰富，操作空间有限，导致手术难度较大，术后并发症较多。术中应做到所有操作均在直视下进行，采用精细化被膜解剖技术，良好显露术野、操作轻柔、细致止血，注意寻找和保护甲状旁腺，并且使用神经监测以力求减少术后并发症发生。

（郑博元）

006 原发性甲状腺功能亢进一例

病例介绍

患者男性，56 岁，因"体重下降，伴周身乏力 1 年"来诊。近半年出现心慌，易饥多食，手颤，易怒，腹泻，多汗，夜间憋醒，呼吸困难，无吞咽异物感及吞咽困难，无声音嘶哑。

查体：颈部对称，甲状腺弥漫性对称性肿大，呈Ⅲ度，质韧，无压痛，未触及结节，未触及细震颤，未闻及血管鸣。颈部及锁骨上未触及淋巴结。双小腿胫前下 1/3 皮肤发红，指压痕阳性。基础代谢率为 36%。

甲状腺超声：甲状腺肿大，腺体回声减低不均匀，呈网状，腺体后未见结节，彩色血流可见血管扩张。甲状腺 ECT 提示双叶摄碘增加。查甲状腺功能（2 个月前）提示 FT_3 升高，FT_4 正常，TSH 降低，TRAb 升高。查血钙、血磷和甲状旁腺素均正常。

经过充分的术前准备（先后口服抗甲状腺药物及碘化钾口服液），入院时查甲状腺功能在正常范围，基础代谢率为 8%，全麻下行双侧甲状腺次全切除术，术中及术后病理（图 10）回报：双侧甲

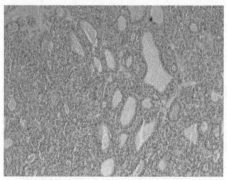

图 10 病理检查结果：甲状腺滤泡萎缩，大小不等，
纤维增生伴淋巴细胞浸润（HE 染色 ×200）

状腺符合甲状腺功能亢进改变。

病例分析

原发性甲状腺功能亢进，又称 Graves 病，是一种自身免疫性疾病介导的甲状腺毒性疾病，占所有甲状腺功能亢进症的 50% ~ 80%。甲状腺功能亢进症的常见病因还包括毒性结节性甲状腺肿和毒性甲状腺腺瘤。毒性结节性甲状腺肿多数为多个自主功能性甲状腺结节分泌过多的甲状腺激素；而毒性甲状腺腺瘤为甲状腺腺体内存在单个自主性高功能性甲状腺腺瘤，其周围甲状腺组织呈相对萎缩状态。通过 Trab 及甲状腺 ECT 可鉴别原发性甲状腺功能亢进与其他病因引起的甲状腺功能亢进症。原发性甲状腺功能亢进是由于甲状腺刺激抗体与甲状腺素受体相结合，进而激活下游信号通路诱导甲状腺滤泡肥大和增生，促进甲状腺激素的产生，从而造成机体出现代谢功能亢进和交感神经系统兴奋等症状与体征。甲状腺功能亢进患者多表现为多食却体重下降，心悸、出汗等典型症状。大多数患者常合并突眼、眼睑水肿、视力减退等并发症。本病例的临床特点与文献报道相似。

目前内科抗甲状腺药物治疗仍是原发性甲状腺功能亢进的首选治疗方法，其中最常用的药物为硫脲类和咪唑类药物。药物治疗的优点在于容易被患者接受，便于监测及调整用药。在治疗过程中可以定期复查甲状腺功能，依据结果调整用药。但药物治疗会出现一些副反应，比如粒细胞减少、肝功能受损、药物过敏等。因此在用药过程中应严密监测患者病情变化，依据病情调整药物种类及剂量。药物治疗停药后甲状腺功能亢进复发率较高，有文献指出近70%~75% 的患者在停药后一年内出现复发。

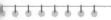

^{131}I 放射性治疗同样是原发性甲状腺功能亢进常用的治疗方法之一。患者长期内科治疗无效，且因某些原因无法手术者可选择放射性 ^{131}I 治疗，但存在甲状腺眼病的患者不能选择 ^{131}I 放射性治疗。除内科药物治疗及 ^{131}I 放射性治疗外，外科手术也是治疗原发性甲状腺功能亢进的有效方法。甲状腺手术后，患者甲状腺功能绝大多数可恢复正常。手术治疗原发性甲状腺功能亢进的治愈率可达 70% ~ 90% 。有以下情况的患者适合选择手术治疗：中度以上甲状腺功能亢进患者；无法进行放射性碘治疗且经过药物治疗无效者；不能耐受甲状腺药物治疗者；甲状腺肿大严重而引起了压迫症状者；有并发症存在的患者，如妊娠期甲状腺功能亢进、甲状腺功能亢进性心脏病；合并甲状腺结节怀疑为恶性者。甲状腺手术术前必须做好充分的准备工作，如降血压，降心率，控制好基础代谢率，术前还应口服复方碘化钾溶液，减少甲状腺激素的释放。以减少术后甲状腺危象等术后并发症的发生。手术术式一般为甲状腺次全切除术，但对于甲状腺恶性肿瘤患者应以癌灶根治为主兼顾原发性甲状腺功能亢进治疗。

🩺 病例点评

原发性甲状腺功能亢进多表现为多食却体重下降、心悸、出汗等症状，部分患者常常伴有突眼、眼睑水肿等。原发性甲状腺功能亢进的诊断主要依赖于甲状腺功能检查提示 T_3 和（或）FT_4 升高，TSH 降低，TRAb 升高，以及病史显示具有高代谢症状、体征和甲状腺弥漫性肿大。原发性甲状腺功能亢进在治疗上首选内科治疗及 ^{131}I 放射性治疗；手术治疗作为有效治疗方法之一，应注意在术前做好充分准备，避免术后出现甲状腺危象。

（孙 涛）

007 继发性甲状旁腺功能亢进症一例

病例介绍

患者男性，45岁。8年前因肾功能衰竭长期行透析治疗，近2年来发现血钙持续升高，最高达2.97 mmol/L，口服降血钙药物治疗后未见明显好转，1年前行肾移植，2个月前超声检查发现甲状旁腺肿物。无压气感及呼吸困难，无吞咽异物感及吞咽困难，无声音嘶哑。

查体：颈部对称，未触及明确肿物，未触及肿大淋巴结，听诊未闻及血管杂音。

甲状腺超声：甲状腺左叶下极后方可见低回声，大小约为20.0 mm×10.0 mm，不均匀，与甲状腺有界限，周边可见彩色血流，右叶下极后方可见低回声结节，大小约为16.0 mm×11.0 mm，界限不清，与甲状腺有界限，未见血流，均考虑甲状旁腺病变。甲状旁腺CT平扫：双侧甲状腺大小及形态两侧对称，轮廓光整，双侧甲状腺上极后方、下极后方各见一软组织结节，甲状旁腺增生或腺瘤形成；右侧下极者伴钙化，双侧甲状腺下极后方者较大，大小分别约为1.6 cm×0.9 cm，1.5 cm×1.0 cm。甲状旁腺ECT：甲状腺双叶下部显像剂分布增浓区，甲状旁腺高功能病变可能大。术前血钙最高达2.94 mmol/L，甲状旁腺激素最高达23.03 pmol/L。

全麻下行甲状旁腺全切除加自体移植术，术中见双侧腺体上极后方、下极下方均可触及质韧肿物，与甲状腺界限清楚，完整切除四枚甲状旁腺，切取左叶上极后方非结节状增生的甲状旁腺组织约30 mg，切碎后埋植于左侧胸锁乳突肌，术中冰冻提示双侧上极后方肿物为甲状旁腺，双侧下极下方肿物为甲状旁腺腺瘤。术后血钙最低降至2.09 mmol/L，甲状旁腺激素最低降至6.21 pmol/L，术后存在一过性双手指尖及口唇麻木，给予静脉及口服补钙后症状完全缓解，无声音嘶哑，饮水呛咳等其他相关手术并发症。在2年的随访期间，患者血钙维持在1.95～2.18 mmol/L，甲状旁腺激素维持在3.05～10.12 pmol/L。

病例分析

继发性甲状旁腺功能亢进症（secondary hyperparathyroidism，SHPT）是慢性肾功能衰竭患者常见并发症，体内钙磷代谢紊乱引起甲状旁腺代偿性增生及全段甲状旁腺素（intact parathyroid hormone，iPTH）的分泌增加，临床可表现为高甲状旁腺素、高钙或低钙血症、持续性高磷，可导致骨骼系统、神经精神系统、血液系统及心脑血管系统疾病，例如严重骨痛、骨质疏松、病理性骨折、心功能下降、周围神经炎、中重度贫血、凝血功能异常等。尽管通过低磷饮食和药物治疗（主要有钙敏感受体激动剂、维生素D及其类似物）在一定程度上可以控制早中期患者甲状旁腺素水平，但顽固性或进展性SHPT患者仍需要外科手术干预。

SHPT的术前诊断对于该病的治疗至关重要，定性诊断较容易，慢性肾功能衰竭病人长期透析病史，血生化检查出现明显的血钙和甲状旁腺激素增高不难明确诊断；但大多数人甲状旁腺位于甲状腺后方，有时可伴发甲状腺疾病，术前查体及盲目术中探查很难确定甲状旁腺病变位置和数量，因此高频超声联合MIBI‑SPECT/CT核素显像以及联合薄层 CT 作为术前定位诊断首选。日本透析医学会报道，透析龄 >10 年的患者接受甲状旁腺切除术（parathyroidectomy，PTx）的比率约为 10%，而透析龄 >20 年者接受 PTx 的比率约 30%。由于慢性肾功能衰竭患者常伴有严重的心脑血管疾病、骨质疏松、凝血机制异常及严重的术后低钙血症，围手术期处理难度高，手术风险大，临床开展外科治疗 SHPT 需要多学科协作。

对于药物治疗无效的晚期 SHPT，接受 PTx 已得到广泛认可。手术适应症如下：①临床表现：皮肤、心脑血管等呈进展性异位钙化，严重的骨痛、骨质疏松、肌痛、皮肤瘙痒等症状影响生活质量，严重贫血且对促红细胞生成素抵抗者等；②对钙敏感受体激动剂、维生素 D 及其类似物等药物抵抗，内科治疗无效的高钙血症（血清钙 >4 mmol/L）或高磷血症（血清磷 >1.94 mmol/L）；③持续性 iPTH >800 ng/L。④超声检查提示至少 1 个甲状旁腺增大并且直径 >1 cm 或最大体积 >300 mm^3 或 ^{99m}Tc – MIBI 显示高密度浓缩影。符合①~③任何一项均建议手术。严重骨骼畸形和骨质疏松，合并严重心、肺、脑功能障碍等全身性疾病，严重凝血功能障碍是 PTx 的手术禁忌证。

目前临床上最常用的术式是甲状旁腺全切除加自体移植术，即切除全部甲状旁腺，同时合并胸腺切除加微量弥漫性增生的甲状旁腺组织自体移植。移植部位宜遵循方便术后功能监测、复发后取出的原则，可选择胸锁乳突肌、未接受动静脉内瘘术的前臂肱桡肌等。移植腺体组织量与术后复发率密切相关，但目前尚无统一标准，按文献报道并被广泛接受的是保留最小且非结节状增生的甲状旁腺组织 30~60 mg，切成大小 1 mm × 1 mm × 1 mm 埋植于无血肿形成的肌肉内。SHPT 病人术后 iPTH 骤降，骨骼快速摄钙引起"钙饥饿"，内环境发生剧烈变化，患者可出现口唇周围、手足麻木感和 Chovestek 征、Trousseau 征（+）。术后 18 h 内是最容易出现"钙饥饿"的时期，因此，术后要及时监测血钙，出现上述症状应及时补充钙剂、活性维生素 D_3 及其类似物，防止低钙血症引起不良事件，可采用微量输液泵维持、静脉注射结合口服等方法。此外，每 12 h 监测血钙，维持血清总钙水平在 1.8 ~ 2.2 mmol/L。在随访过程中应注意有无严重临床状况，如顽固性低钙血症、术区、移植物和（或）异位复发。

病例点评

SHPT 是慢性肾功能衰竭患者常见并发症，常出现血钙和甲状旁腺激素增高的相应症状，如明显的骨痛、骨质疏松等临床表现。对于内科治疗抵抗、具备手术指征的患者，应考虑积极外科治疗，手术难点在于甲状旁腺病变位置及数量的确认。由于慢性肾功能衰竭患者常伴有严重的心脑血管疾病、骨质疏松、凝血机制异常及严重的术后低钙血症，围手术期处理难度高，手术风险大，需要多学科协作制订合理规范的围手术期处理方式，以获取最佳外科治疗效果。

（黄加鹏）

008 甲状舌管囊肿一例

病例介绍

患者女性，43 岁，以"无意中发现颈部肿物 1 周"为主诉入院。

查体：颈部对称，颈前正中偏上可触及长径约为 2 cm 的囊实性肿物，无压痛，活动度尚可，颈部未触及异常肿大淋巴结。

颈部超声：相当于肌层深度舌骨与甲状软骨之间可见无回声区，囊状，范围约 2.47 cm×2.03 cm，稍欠规则，其内可见分隔及密集絮状回声，未测及有效血流信号。提示：颈前区囊性病变可能性大，不除外甲状舌管囊肿伴内部出血炎症改变。颈部增强 CT（图 11）：甲状软骨前半圆形囊性占位，大小约为 0.3 cm×0.2 cm，囊壁前部菲薄，两侧略厚，平扫 CT 值约为 66 HU，增强后 CT 值约为 90 HU，与皮下脂肪界限清楚，囊内平均 CT 值为 31 HU，无强化。结论：颈前区囊性占位，甲状舌管囊肿？

全麻下行"甲状舌管囊肿切除术"，术中见肿物位于舌骨水平，分离周围组织后，于蒂部两侧以舌骨剪刀将舌骨切断，将包含肿物蒂部在内的舌骨切除，根部结扎并消毒。术后病理回报：甲状舌管囊肿。

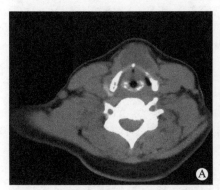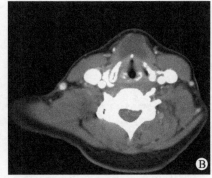

图 11　颈部 CT 平扫（A）+增强（B）检查结果

病例分析

甲状舌管囊肿是一种先天性、发育性囊肿，其发生与性别无显著关系，男女均可发生，可发生于任何年龄，但以 30 岁以下青少年为多见。甲状舌管囊肿位于舌骨与甲状软骨之间最多，其次为舌骨上、胸骨上窝以及舌根部。位于舌骨下方的囊肿，在囊肿与舌骨体之间有时可扪及一坚韧的条索状物，囊肿可随吞咽及伸舌等动作而上下移动；若囊肿位于舌盲孔附近，当其生长到一定程度可使舌根部抬高，引发吞咽、言语功能障碍。囊肿可经过舌盲孔与口腔相通而容易继发感染，当囊肿继发感染时，可出现疼痛，吞咽时尤甚。颈部检查可见囊肿表面皮肤发红，界限不清，当囊肿自行破溃或经皮肤切开引流时可形成甲状舌管瘘。

甲状舌管囊肿的 B 超表现为囊肿包膜完整，边界清楚，形态较规则。囊壁较薄，囊内多为透声好的液性暗区，少数有线状分隔回声。颈部的增强 CT 可了解肿物的性质、大小及与周围组织的毗邻关系。颈部 CT 图像可见圆形或扁圆形液性密度影像，囊壁多光滑完整。增强扫描时，病变无明显强化。

Sistrunk 手术是外科治疗甲状舌管囊肿的标准术式，包括切除囊肿、切除甲状舌管和舌骨的中间部分，并切除舌根部盲孔周围的组织。

病例点评

甲状舌管囊肿为甲状腺发育过程中甲状舌管发育不全而形成的先天性囊肿，一经诊断，即建议手术，防止发生感染及癌变，Sistrunk 手术是其标准术式，术后复发率较低。

（邵　亮）

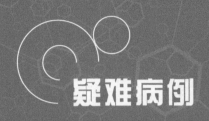

疑难病例

001 分化型甲状腺癌再手术一例

病例介绍

患者男，60岁，8年前因甲状腺乳头状癌于外院行全甲状腺切除双侧Ⅵ区淋巴结清扫术，术后于外院^{131}I治疗共4次，2个月前复查超声提示甲状腺右叶区域低回声结节伴钙化收入院。

查体：颈部对称，气管居中，颈部偏右可触及直径约为1.5 cm质硬结节，轮廓清晰，活动度差。颈前偏下可见一长约为7 cm的切口瘢痕。

彩超提示：甲状腺术后，右叶区域低回声结节伴钙化。甲状腺增强CT（图12）：甲状腺左叶大部分腺体无显示，右侧显示部分腺体，密度尚均匀，增强后中度强化，上缘见小点状低密度影，边界清晰，气管无受压移位。双侧颈部可见肿大淋巴结。胸骨后无特殊所见。甲状腺功能五项：FT_3 2.81 pmol/L，FT_4 6.11 pmol/L，TSH 42.76 pmol/L，TGAb 9.42 pmol/L，TPOAb 4.45 pmol/L。

入院完善相关检查后，行甲状腺残余腺体切除术。术后病理（图13）回报：右叶肿物，甲状腺乳头状癌，术后病人恢复顺利无并发症的发生。

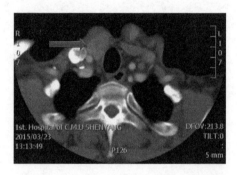

注：增强 CT，甲状腺右叶点状低密度影，增强后中度强化（红色箭头）

图 12　CT 扫描结果

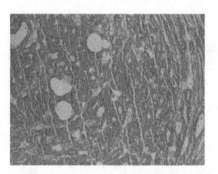

注：肿物的病理学改变，甲状腺纤维增生，滤泡大小不等，癌细胞乳头状排列，浸润被膜，脉管（HE×100）

图 13　切除肿物病理

病例分析

尽管分化型甲状腺癌（differentiated thyroid carcinoma，DTC）预后较好，但仍有 14%～30% 的 DTC 患者因各种原因需要再次手术。再手术常见的原因有中央区、颈侧方淋巴结转移，术中、术后病理不符，残余腺体再发癌变等。大多数复发患者主要是因为初次手术术前检查不彻底或手术不规范。

首先，对于中央区淋巴结及颈侧方淋巴结再次手术的病人，术前应通过超声、CT 或 FNAC 等手段仔细评估中央区及颈侧方淋巴结情况，避免漏诊。初次手术淋巴结清扫不规范也是再次手术的重要原因。中央区淋巴结清扫的手术范围应上界为舌骨下缘，下界为无名动脉上缘；外界是颈总动脉内侧缘，内侧是气管内侧。以气管中线为界，将中央区分为左右两侧。而对于颈侧方淋巴结，ATA 指南推荐清扫范围包括Ⅱ、Ⅲ、Ⅳ、Ⅴb 区。需要注意的是颈侧区淋巴结的清扫应强调完整切除淋巴脂肪组织，而不是局部的淋巴结摘除。颈侧方淋巴结清扫容易遗漏的范围为Ⅱb 区淋巴结、位置深在的Ⅳ区淋巴结、Ⅴ区淋巴结、颈丛神经根间淋巴结、胸锁乳突肌 - 胸骨舌骨肌间淋巴结和咽旁淋巴结。

其次，术中冰冻误诊，即术中病理学检查为良性，术后证实为恶性，也是造成再手术的主要原因。其原因有肿瘤形态学不典型，或者癌灶直径过小不能准确发现等。有文献报道我国术中冰冻误诊率约为 2%～3%，但随着手术技巧的提高及病理诊断技术的发展，该比例未来会逐渐下降。

再次，残余腺体复发也是造成 DTC 患者再手术的原因之一，本例即属此类。目前对于 DTC 患者病灶位于一侧初次手术切除范围有较大争议，一部分人主张行全甲状腺切除术的医生认为：全甲

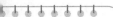
状腺切除利于发现转移灶，便于后续[131]I 及甲状腺球蛋白的监测，便于尽早发现 DTC 复发。另一部分医生主张行甲状腺腺叶或部分腺叶切除术，他们认为全甲状腺切除术的远期疗效并不完全优于甲状腺腺叶切除术而且全切术的甲状旁腺及喉返神经损伤的发生率明显高于腺叶切除术。这一争议目前尚无定论。

病例点评

DTC 复发较为常见，一旦出现 DTC 复发，治疗上首选手术切除，临床上常用的方式是根据复发位置的不同切除残余腺体和（或）淋巴结组织。再次手术给患者生理、心理及经济上均带来负担，初次手术术前诊断及规范的手术治疗是避免 DTC 再手术的主要方式。而由于再次手术的并发症发生率显著高于初次手术，再手术前的评估、术中重要解剖结构的功能保护显得尤为重要。

（张文谦）

002 射频消融治疗后甲状腺乳头状癌手术治疗一例

病例介绍

患者男性，6 年前彩超发现甲状腺右叶结节，大小为 3.6 cm × 2.1 cm，建议"定期复查超声"。1 年前行甲状腺右叶"射频消融"

治疗，3个月前复查超声提示：甲状腺右叶结节，大小为5.2 cm×3.5 cm，性质待定。2个月前再次接受"射频消融"治疗，消融同时行甲状腺细针穿刺，消融术后穿刺病理提示为"乳头状癌"。今为求进一步治疗收入院，病来无压气感及呼吸困难，无吞咽异物感及吞咽困难，无声音嘶哑。

查体：颈部对称，颈前偏右明显隆起，可触及大小约为5 cm×3 cm×3 cm肿物，未触及肿大淋巴结，听诊未闻及血管杂音。颈部超声显示：右叶甲状腺内见范围为5.2 cm×3.5 cm的混合回声，其内可见多个强回声光点，周边还可见液性暗区显示，边界欠清晰，回声不均匀，性质待定（图14）。颈部增强CT：右侧甲状腺低密度占位病变，几乎充满整个腺体，与颈前肌肉分界不清，增强后病灶未见明显强化，不排除恶性可能（图15）。术前病理穿刺检查（右侧）见少量甲状腺滤泡，部分呈乳头状增生，结合免疫组化考虑为乳头状癌。

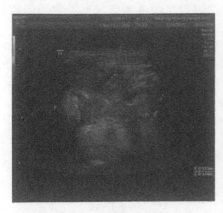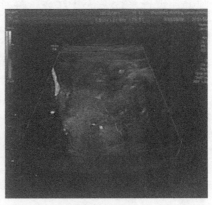

注：提示右叶甲状腺内见范围为5.2 cm×3.5 cm的混合回声，其内可见多个强回声光点，周边还可见液性暗区显示，边界欠清晰，回声不均匀

图14　颈部超声检查结果

全麻下行甲状腺全切除术、右侧Ⅵ区淋巴结清扫术，术中见肿物位于甲状腺右叶，与颈前肌肉粘连紧密。切除并解剖右侧肿物见肿物无包膜，内可见慢性纤维粘连及大片坏死。术中冰冻病理：（右）结

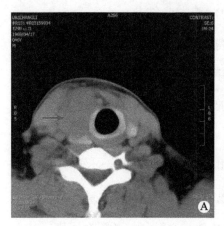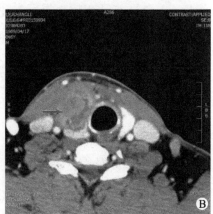

注：A. 平扫 CT，右侧甲状腺低密度占位病变，几乎充满整个腺体，与颈前肌肉分界不清（红色箭头）；B. 增强 CT，增强后病灶未见明显强化（红色箭头）

图 15　颈部 CT 扫描结果

节性甲状腺肿伴慢性炎症，局部滤泡上皮异型增生；（右）结节性甲状腺肿伴慢性炎症及大片坏死，纤维组织中见少许重度异型上皮，考虑乳头状癌变，待免疫组化进一步确定。术后病理：右叶结节性甲状腺肿伴慢性炎症及大片坏死，纤维组织中见少许重度异型上皮，免疫组化结果支持乳头状癌变伴局灶鳞化。气管前淋巴结 0/0，右侧气管旁淋巴结 1/1：颈部淋巴结转移癌。术后无声音嘶哑等手术并发症。

病例分析

　　射频消融（radiofrequency ablation，RFA）是近年发展起来的一种微创治疗技术。在甲状腺外科领域，该技术主要用于治疗甲状腺良性结节和甲状腺癌术后颈部孤立淋巴结转移及因手术风险过大而无法手术的甲状腺癌患者。然而，国内部分医生盲目扩大了 RFA 治疗的适应证，将 RFA 用于可手术的甲状腺乳头状癌。

　　深入剖析本病例和相关的文献，不难发现射频消融作为可手术甲状腺癌的初始治疗存在以下问题：①原发灶处理范围违背权威治疗指南。国内外权威甲状腺结节和分化型甲状腺癌诊治指南在原发灶切除范围上均强调患侧腺叶加峡部是可接受的最小切除范围，以局部消除结节为目的的热消融技术难以达到指南的要求。②国外消融专业指南/共识不推荐初始治疗甲状腺癌。无论是2015年意大利甲状腺结节射频消融共识还是2017年韩国甲状腺放射学会射频消融指南均反对对甲状腺乳头状癌行射频消融治疗。特别是韩国的指南规定对良性的甲状腺结节进行消融前应行两次细针穿刺以排除恶性结节。而本病例在无明确穿刺冰冻病理的前提下行两次射频消融治疗，是极不规范也是对病人不负责的行为。③原发灶残留风险高。2015年中国医科大学附属第一医院甲状腺外科团队在国内首次报道了射频消融术后5例再手术的患者，此后多篇文献报道得出类似结论。本病例虽然对右叶病灶行两次射频消融治疗。在经过手术治疗后术后病理仍然回报为乳头状癌，这说明射频消融很难完全清除癌灶，势必将造成原发灶残留。④中央区转移淋巴结残留风险高。cN0 PTC患者中央区转移率为11.7%～63.8%，热消融治疗是"摘草莓"式摘除而非整块切除，势必会增加中央区淋巴结残留。而从术后病理的报道来看本病理右侧气管旁淋巴仍有淋巴结转移。⑤增加再手术难度。射频消融之后导致甲状腺组织与周围带状肌之间水肿粘连，增加了手术难度和术后并发症的发生。本病例手术记录也显示"甲状腺腺体局部组织水肿明显，与颈前肌等周围组织均存在不同程度的粘连，层次不清，分离困难"。此外由于甲状腺腺体与颈前肌肉粘连，会直接影响对肿瘤T分期的判断和病人预后的评估。

⊕ 病例点评

目前缺乏RFA与手术及其他非手术治疗方案疗效对比的前瞻

笔记

性、多中心随机、大样本循证医学证据，未建立有效、客观的长期随访疗效评价体系。在内分泌科、外科、病理学、核医学相关专家参与制定的权威指南出台之前，无论是良性或是恶性结节的初始和复发治疗，只要有手术指征，都应将手术作为首选方案。只有当手术或再手术风险过大而无法手术，或病人无法耐受手术时，才能将RFA等消融手段作为手术之外的可选方案。

（孙　威）

003　妊娠期甲状腺癌一例

病例介绍

患者女性，33岁，以"孕检发现甲状腺肿物2月余"为主诉入院。患者自起病以来手抖，无发热，无呼吸困难，无多食、消瘦、易情绪激动等症状，饮食、睡眠、二便如常，体重无明显变化。患者为妊娠状态，孕22周。

查体：颈前偏左可触及一直径约为1.5 cm的质硬肿物，颈部未触及肿大淋巴结，颈部听诊未闻及血管杂音。

甲状腺超声：甲状腺双叶形态饱满，内回声不均匀，网状，左叶可见多个结节，大者位于上部，大小约为25.7 mm×16.4 mm，内回声欠均匀，可见强光点，边缘可见条样彩色血流，中部偏后可见多个结节，大者约为8.2 mm×7.0 mm，低回声，形态欠规整，内回声不均匀，可见多个强光点，无血流，腺体后未见结节。CDFI彩色血流未见血管扩张。

左颈部Ⅲ区近颈根部可见多个淋巴结，大者约为 13.4 mm×10.1 mm，形态不规则，内皮髓质界限不清晰，左锁骨上窝可见淋巴结，大小约为 12.5 mm×8.2 mm，形态不规则，内皮髓质界限不清晰，实质回声不均匀，可见多个强光点，门样结构不明显，无血流。诊断意见：甲状腺双叶回声不均匀，网状，甲状腺左叶多发低回声结节伴不典型微钙化（4级），左颈部、左锁骨上窝淋巴结肿大，回声不均匀伴微钙化（3级）。甲状腺功能甲炎：TGAb：387.49 IU/ml（0.0000～4.1100 IU/ml），TPOAb：42.73 IU/ml（0.0000～5.6100 IU/ml），TSH：2.14 mIU/l（0.3500～4.9400 mIU/l），FT_4：16.0200 pmol/L（9.0100～19.0500 pmol/L），FT_3：5.2100 pmol/L（2.6300～5.7000 pmol/L）。

全麻下行全甲状腺切除，双侧Ⅵ区淋巴结清扫，改良型左颈淋巴结清扫，右下位甲状旁腺自体移植术。术后病理回报：甲状腺左叶肿物：甲状腺乳头状癌伴结节性甲状腺肿；甲状腺右叶肿物：多灶性微小乳头状癌（两处）伴结节性甲状腺肿。甲状旁腺：送检甲状旁腺组织。喉前淋巴结淋巴组织增生。气管前淋巴结：1/2；左侧气管旁淋巴结：3/5；右侧气管旁淋巴结：0/1，淋巴组织增生；Ⅱ区淋巴结：2/5；Ⅲ区淋巴结：3/6；Ⅳ区淋巴结：3/3；Ⅴb区淋巴结：0/2 淋巴组织增生。

病例分析

妊娠期合并恶性肿瘤的处理是临床工作的难题之一，妊娠期分化型甲状腺癌在女性患者中也占有一定比例（约10%）。对于妊娠期发现甲状腺结节的患者，明确结节性质尤为重要，可有助于减少精神压力和情绪波动，帮助孕妇顺利经历妊娠过程。因此应对妊娠期甲状腺结节进行细致的评估。超声是评估妊娠期甲状腺结节的首选方法，低回声的实性结节、结节内血供丰富、结节边缘不规则、伴有钙化灶、颈部淋巴结超声影像异常等情况均提示可能存在恶性病变。细针穿刺细胞学检查是通过细针穿刺病灶吸取出细胞成分进行涂片，观察组织细胞的形态改变。此操作安全有效，与之有关的出血、穿刺针道肿瘤播散等并发症的发生率低，是评估甲状腺结节最精确且性价比最高的方法。

对于妊娠期分化型甲状腺癌的治疗时机目前尚无统一意见。应综合考虑疾病特征，产科因素及患者主观意愿，制定个体化治疗策略。当出现疾病高危因素（包括体积增长迅速、肿瘤外侵、淋巴结转移、瘤体产生压迫症状等），产科因素，患者强烈要求等手术指征时，可行手术治疗。在妊娠早期进行手术治疗带来的创伤有可能导致畸形、流产而造成胎儿丢失。在妊娠晚期进行甲状腺手术，发生早产的可能性很高。因此，于妊娠中期（孕3~6个月）手术，较为安全。妊娠期甲状腺癌术后导致的甲状腺和甲状旁腺功能低下容易导致孕妇的早产和流产及胎儿的智力低下等并发症。反之术后如果补充左甲状腺素钠等替代类药物过多导致轻度甲状腺功能亢进也会使早产、流产或孕妇充血性心力衰竭风险增加。

妊娠期分化型甲状腺癌患者一般禁止使用放射性碘治疗，胚胎或胎儿暴露于高剂量的放射性物质将导致胎儿甲状腺功能减退、注意力缺失、记忆力减退、智力障碍、发育畸形、恶性肿瘤（如白血病等）和一些致命性的改变。由于妊娠期分化型甲状腺癌仍有恶性程度低、预后较好的特点，出于以上考虑，对于疾病危险性低的患者，于孕期密切监测肿瘤变化，对无进展倾向的患者将手术推迟于分娩后进行也是一种安全有益的选择。本病例考虑患者为双叶多灶甲状腺乳头状癌且存在侧颈淋巴结转移，因此，于孕中期行手术治疗。患者术后恢复良好，分娩顺利，孩子健康，生长发育良好。

病例点评

妊娠合并分化型甲状腺癌的诊治需兼顾母婴安全，手术时机选择至关重要。应综合考虑，权衡利弊，制定个体化治疗方案。孕期疾病进展缓慢者可推迟至分娩后行手术治疗。当出现体积增长迅速、肿瘤外侵、淋巴结转移、瘤体产生压迫症状等高危因素时，应于妊娠中期行手术治疗，以减少对母体及胎儿的不良影响。

（郑博元）

004 腺外侵袭的甲状腺乳头状癌一例

病例介绍

患者女性，79 岁。3 个月前偶然发现甲状腺肿物，约鸭蛋大小，无疼痛，伴有声音嘶哑及饮水呛咳，轻微压气感，有吞咽困难及异物感。

查体：气管左偏，颈前偏右可触及直径约为 6 cm 的质韧结节，结节表面光滑，无压痛，可随吞咽上下活动，颈部未触及肿大淋巴结，颈部听诊未闻及明确血管杂音。

甲状腺超声：右叶及峡部可见混合回声结节，范围约为 5.67 cm×4.21 cm×5.10 cm，实性为主，内见斑块状强回声及不典型点状强回声，结节内见较丰富彩色血流信号。左叶见多个低回声，大者约为 0.50 cm×0.18 cm。结果提示甲状腺右叶及峡部结节液性变钙化

（TI - RADS 4 a 级），甲状腺左叶低回声，考虑为结节样改变或结节（TI - RADS 3 级）。甲状腺增强 CT（图 16）：右侧甲状腺明显增大，其内可见不规则肿块影，最大截面大小约为 6.2 cm×5.2 cm，密度不均，肿块实性部分 CT 值为 56 HU，下部可见斑点状钙化灶，增强扫描不均匀强化，CT 值约为 102 HU，甲状腺被膜不完整，与邻近结构分界不清，气管受压移位，管腔变窄，右侧甲状腺旁可见多发淋巴结，增强后可见不同程度强化。右侧甲状腺占位性病变，恶性可能性大，请结合临床及相关检查。喉镜：左侧声带旁中位固定，右侧声带运动良好。甲状腺功能五项：血清抗甲状腺微粒体抗体 TPOAb 242.06 IU/ml，血清抗甲状腺球蛋白抗体 TGAb > 1000 IU/ml。

全麻下行全甲状腺切除，双侧Ⅵ区淋巴结清扫术，术中见甲状腺右叶明显增大，几乎被一长径约 8 cm 的囊实性质硬结节占据，侵及右侧带状肌、喉返神经及食道浆膜层，将受侵组织随原发灶一并切除。病理：（右）乳头状癌（癌细胞以实性排列为主，局灶见少量乳头状区），（左）：乳头状癌。全麻清醒后，双Ⅵ区淋巴结均有转移。术后患者发音与术前无异常，无呼吸困难，无吞咽困难，无手足麻木，口服左甲状腺素钠保持 T_3、T_4 正常，TSH <0.1，行 [131]I 清甲治疗，随访 3 年无复发。

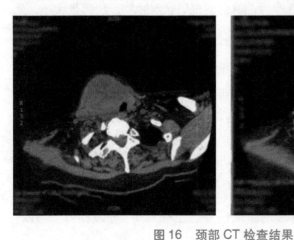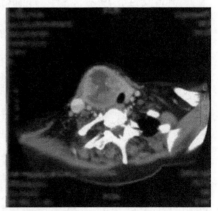

图 16 颈部 CT 检查结果

笔记

病例分析

分化型甲状腺癌（differentiated thyroid carcinoma，DTC）一般预后良好，但一旦出现严重外侵则可能出现严重并发症、重者可能危及生命。严重外侵的甲状腺癌常见部位包括喉返神经、气管及颈段食管，占甲状腺癌转移患者的 35%～60%；受侵部位以喉返神经入喉处、气管侧壁、前壁及食管侧壁较为多见，而气管膜部即后壁较少发生甲状腺癌侵犯，其侵犯的主要途径为：原发肿瘤或气管旁转移淋巴结直接侵犯。

侵犯周围组织和器官的分化型甲状腺癌的术前诊断：①甲状腺外侵袭的器官主要有颈部肌肉、环状软骨、喉返神经或气管、食管等器官，可根据病史及伴有声嘶、咽痛、咯血、呼吸困难、进食困难等症状判断。②体检：甲状腺肿块固定、颈淋巴结肿大、声带麻痹、皮肤溃烂；若甲状腺癌单纯腺外侵袭至带状肌，可无明显临床表现，故影像学检查对其术前诊断有一定帮助。③辅助检查：三维彩超可探及甲状腺肿块边界；X 线拍片显示气管上段狭窄或显示喉内占位性病变；CT 或 MRI 可发现甲状腺肿块侵犯周围组织，与气管、食管分界不清，喉气管软骨破坏，甚至能发现气管腔内有突出的肿块影。喉返神经、气管管腔受累时，喉镜下可见一侧或双侧声带麻痹，有时在声门下区或气管上部可以见到向管腔内突入的肿块，本病例术前明确诊断。

治疗上，肿瘤的根治性彻底切除及颈部重要组织器官功能的保留或重建成为关键。手术是 DTC 患者的首选治疗方式。根据肿瘤侵犯喉、气管的程度和范围不同，临床可行根治性手术或姑息性切除。对于没有腔内侵犯者，未侵及喉、气管、食管腔内的患者，多

笔记

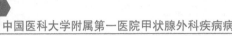

主尽量彻底切除肿瘤组织，术后应用[131]I辅助治疗，可保留患者正常的生理功能，提高生活质量，并获得长期局部控制，有相关报道，如果没有肉眼可见的病变残留，其生存率与根治性切除的患者相比差异无显著性。分化型甲状腺癌侵犯皮肤、喉气管、食管等组织器官以后，需要切除原发肿瘤和所侵犯的组织和器官，然后对缺损的组织和器官进行修复。切除受分化型甲状腺癌侵犯的喉气管软骨并保留气道的完整性，切除食管肌层，保留黏膜层，是有效而损伤较小的方法；对于存在喉、气管、食管腔内侵犯者，若进行根治性切除，也应在确保能够保证生存的情况下尽可能的进行功能重建；对于颈总动脉受侵无法保留者，用人造血管进行置换，然后可切除受侵颈总动脉。对于无法根治性手术的病人，为了缓解局部气道或食道的压迫症状，可行姑息性切除，并行病理检查，术后应用靶向药物治疗。

病例点评

由于解剖位置的关系，甲状腺癌腺外主要侵犯上呼吸、消化道而导致呼吸、进食困难甚至咯血等致命性临床症状。根治性切除既是解除甲状腺上呼吸道、消化道梗阻症状的最有效治疗方法，也是治愈肿瘤、避免术后复发的前提。喉、气管、食管、下咽是呼吸道与消化道的交汇处，根治性扩大切除后重建呼吸、吞咽、发音三大功能尤其复杂。探讨采用合适的切除、功能重建方式是近年来甲状腺外科医师的研究及争论的热点。

（王　曼）

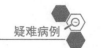
005 甲状腺低分化癌一例

病例介绍

患者男性，61岁。发现颈部肿物5个月来诊。无压气感及呼吸困难，无吞咽异物感及吞咽困难，无声音嘶哑。

查体：甲状腺左叶可触及一最大径约为 5.0 cm 的单发结节，质硬，无压痛，界限不清，随吞咽上下移动。左侧颈区可触及一直径约为 3.0 cm 的肿大淋巴结。

超声检查：甲状腺左叶内可见混合性结节，几乎充满整个左叶，大小约为 55.2 mm × 49.8 mm，实性部分分叶样低回声，其内可见少量彩色血流，液性暗区可见彗尾样高回声及点状高回声（TI – RADS 4C 级）（图17）。左侧颈Ⅲ区外侧及Ⅳ区见多个肿大淋巴结，大者位于Ⅲ区，范围约为 32 mm × 17 mm，其内见彩色血流，不均匀，髓质部显示不清。甲状腺CT检查：左侧甲状腺内可见一类圆形低密度影，CT 值 88.7 HU，增强后轻中度强化，CT 值为 155.3 HU。左侧甲状腺被膜不完整，轮廓欠清楚，增强后密度不均匀（图18）。左侧颈和锁骨上窝可见异常肿大淋巴结，淋巴结转移可能性大。甲状腺功能正常。

术前未行穿刺病理学检查，但根据患者甲状腺结节超声和CT检查特征，考虑甲状腺结节恶性伴侧颈区淋巴结转移可能性大，遂建议手术。术中见甲状腺左叶被一个约为 5.5 cm × 5.0 cm 大的质硬结节所占据，侵及胸骨甲状肌。将左叶腺体及峡部连同受侵的胸骨

笔记

甲状肌一并完整切除送术中冰冻病理，术中病理结果为甲状腺恶性肿瘤，考虑为甲状腺低分化癌（poorly differentiated thyroid carcinoma，PDTC），待石蜡及免疫组织化学检查确定及分类，遂将甲状腺右叶完整切除，清扫中央区及左侧颈区淋巴结后送术后病理。大体病理：肿物最大径约 5.5 cm，近球形，切面灰白结节状，质硬，无包膜。镜下观察甲状腺肿瘤细胞呈岛状排列，以纤维组织分隔包绕，核圆形或短梭形，核深染，核仁明显，显著的核分裂象，核分裂象 ≥3/10 HPF，缺乏甲状腺乳头状癌的核特点（图 19）。免疫组织化学检查：细胞角蛋白 - 19、半乳糖凝集素 - 3、p53、甲状腺转录因子 -1、上皮细胞膜抗原、甲状腺球蛋白、波形蛋白均阳性，Ki -67 阳性指数约 20%。术后病理诊断：PDTC，中央区和左侧颈区均存在淋巴结转移。患者术后恢复良好，仅行 TSH 抑制治疗。随访 36 个月肿瘤无复发及转移。

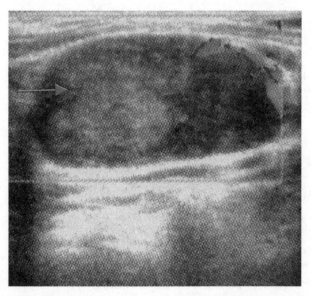

注：甲状腺左叶内可见混合性结节，实性部分分叶样低回声，液性暗区可见彗尾样高回声及点状高回声（TI - RADS 4 c 级）（黑色箭头）

图 17　甲状腺超声检查结果

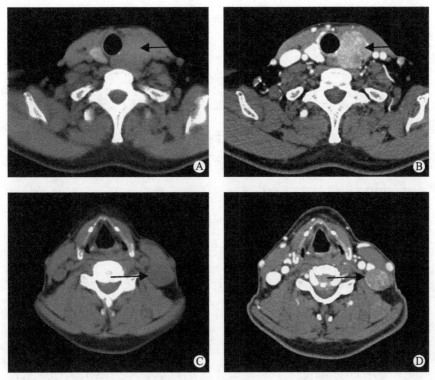

注：A. 平扫 CT，见甲状腺左叶一类圆形低密度影（黑色箭头）；B. 增强 CT，A 增强后轻中度强化（黑色箭头）；C. 平扫 CT，左侧颈 Ⅲ 区可见一类圆形低密度影（黑色箭头）；D. 增强 CT，C 增强后轻度不均匀强化（黑色箭头）

图 18　CT 扫描结果

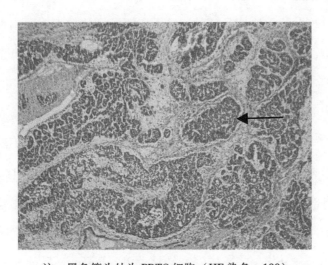

注：黑色箭头处为 PDTC 细胞（HE 染色 ×100）

图 19　PDTC 的病理学检查结果

病例分析

PDTC 是指在临床病理特征方面介于分化型甲状腺癌（乳头状癌和滤泡状癌）与未分化癌（间变性癌）之间的一种甲状腺滤泡细胞源性肿瘤。1983 年由 Sakamoto 等首次报道，2004 年被纳入世界卫生组织（WHO）甲状腺肿瘤分类正式命名，并明确了该类肿瘤的诊断标准。2006 年意大利都灵大会基于上述诊断标准，制定了 PDTC 的具体诊断方法及分类标准，①具有甲状腺滤泡源性恶性肿瘤的一般特点，且具有岛状、梁状或实性结构；②肿瘤细胞不具有典型的甲状腺乳头状癌的细胞核特点（毛玻璃样核、核沟及核内包涵体）；③至少出现如下 3 种形态学特征之一：核扭曲、核分裂≥3/10 HPF 或坏死。该病发病原因至今不明，可能由正常甲状腺滤泡上皮细胞直接发生，或来源于既往已经存在的乳头状癌或滤泡状癌，或是由腺瘤样甲状腺肿发生（与碘缺乏症相关），而与放射性暴露无关。

文献报道 PDTC 占所有甲状腺癌的 1%～15%。PDTC 最常见的临床症状是较大的无痛性颈部肿瘤，无压痛，瘤体较大时可出现呼吸和吞咽困难，侵犯神经时可出现声音嘶哑，大多数患者甲状腺功能正常。PDTC 好发于中老年人，男女比例约 1∶2。超声和 CT 检查对疾病诊断均无特异性，术前明确诊断比较困难。穿刺细胞学检查可以怀疑 PDTC，但是不能明确诊断，诊断 PDTC 主要基于常规 HE 染色所出现的形态学特征。目前尚无诊断 PDTC 特异性的免疫组织化学指标，现有的一些指标多用于在鉴别诊断中确定其甲状腺滤泡细胞源性。PDTC 的鉴别诊断应包括：高分化甲状腺癌伴实性、梁状或岛状生长方式，未分化癌，髓样癌和转移性癌。PDTC 预后明显差于分化型甲状腺癌，但好于未分化癌。PDTC 的局部复发及远处转移率均较高，主要转移部位为肺和脑。PDTC 5 年生存率约为 60%～70%，大多数死亡患者死于诊断后的前 3 年。PDTC 死亡原因多与局部和远处转移有关。PDTC 预后不良的影响因素主要包括肿瘤直径≥5 cm、pT4 a 期、远处转移、年龄≥45 岁、肿瘤坏死、胰岛素样生长因子Ⅱ mRNA 结合蛋白 3 阳性、RAS 阳性和 miR－150 表达下降。

目前 PDTC 仍以手术治疗为主，并辅以其他治疗方式。根据最新版美国国家综合癌症网络（NCCN）指南，PDTC 是全甲状腺切除的手术指征之一，如单侧腺叶切除术后病理是 PDTC，应行补充根治术，切除对侧残余腺体。常规行中央区淋巴结清扫，对于存在可疑或病理证实淋巴结转移的患者行治疗性侧颈淋巴结清扫术。对于 PDTC 患者，可以考虑应用 TSH 抑制治疗，但是疗效尚需证据支持。PDTC 对放射性碘治疗反应较差。因此，放射性碘治疗并不作为 PDTC 的常规治疗，仅适用于肿瘤聚碘的患者。Sanders 等对于 T_3 期且没有远处转移，所有 T_4 期患者和所有存在淋巴结转移的患者，推荐术后放疗，但是总生存率上并没有改善。Crouzeix G 等报道阿霉素＋顺铂、紫杉醇＋卡铂的联合化疗可以有效降低难治性 PDTC 患者的 Tg 水平。Borson－Chazot 等报道磷脂酰肌醇 3－激酶（PI3K）抑制剂 Buparlisib 对于 PDTC 患者没有显著的抗肿瘤效果，但是可以减慢肿瘤生长。

病例点评

①PDTC 术前明确诊断比较困难，术前穿刺细胞学检查和术中冰冻病理检查具有提示作用，明确诊断主要依赖于常规 HE 染色所出现的形态学特征。本例患者拒绝行穿刺病理学检查，医生根据甲状腺结节超声和 CT 检查特征，考虑甲状腺结节恶性伴侧颈区淋巴

结转移可能性大，建议手术。②本例患者术中左叶肿物侵及胸骨甲状肌，将甲状腺左叶及峡部连同受侵的胸骨甲状肌一并切除，待术中病理明确左叶肿物考虑为 PDTC 后，将甲状腺右叶完整切除，进而行中央区和左侧颈区淋巴结清扫术，手术方案合理、严谨和规范。③本例患者术后仅行 TSH 抑制治疗，拒绝其他辅助治疗。随访 36 个月肿瘤并未复发及转移。

（董文武）

006　甲状腺癌术后乳糜漏发生原因及防治一例

病例介绍

　　患者女性，62 岁。1 个月前体检发现甲状腺肿物约为 2 cm，考虑恶变，建议手术。颈部无疼痛，无声音嘶哑，无饮水呛咳，无压气感，无吞咽困难及异物感。病来无发热、心慌、消瘦、易怒等高代谢症状，饮食睡眠可，二便如常，病来体重无明显变化。

　　查体：颈前偏左可触及约 2 cm 质硬肿物，随吞咽活动，与周围组织界限不清；左颈胸锁乳突肌前缘平环状软骨水平可触及一约 1.5 cm 质硬肿物，活动性佳，上述肿物均无压痛。

　　影像学检查，甲状腺超声：甲状腺左叶可见一个约为 21 mm × 16 mm × 16 mm 的低回声结节，界限不清，可见点状及粗大强回声，边缘血流丰富杂乱（TI‑RADS 5 级）；左颈Ⅲ、Ⅳ区淋巴结肿大伴钙化，淋巴门消失，继发可能性大。术前诊断：甲状腺肿物（恶性可能性大），左颈肿大淋巴结（转移癌不除外）。

诊疗经过：患者入院后行全甲状腺切除 + 改良型左颈淋巴结清扫术，术后诊断甲状腺乳头状癌伴侧颈区淋巴结转移。术后给予补液、禁食水治疗，术后第 1 日引流呈淡血性，量约为 250 ml，考虑存在乳糜漏，即刻加用生长抑素并颈静脉角处加压包扎、持续负压引流。引流量未见明显下降，每日引流波动于 210 ~ 355 ml。至持续静脉营养治疗第 13 日，患者体温升高至 38.6 ℃伴引流减少，同时发现左颈部切缘旁包块，红肿伴明显触痛，无波动感，查血常规提示白细胞计数 11.67×10^9/L，粒细胞比率87.5%，考虑可能为引流不畅继发感染，行局部切口敞开引出约 30 ml 淡血性液，局部留置纱条引流，并加用抗生素治疗 6 天后红肿缓解，期间引流量波动于 180 ~ 327 ml。炎症控制缓解后虽可进行更为积极的手术干预，但干预效果恐怕难以达到预期的效果，与患者及家属商议，患者及家属决定继续采取保守治疗。从术后第 23 日开始，连续 4 天引流均 < 200 ml 后，遂于术后第 27 日恢复进食，后引流量逐日减少，连续 3 日颈引流量均为 0 ml 后拔除引流管，拔管 3 日后复查肺部CT 提示无胸腔积液，颈部切口愈合良好无异常，准予出院。

🔬 病例分析

乳糜漏是颈淋巴结清扫术后少见但较为严重的并发症，表现为术区引流变浑浊及引流量增加。多发于颈侧区淋巴结清扫术后，其总体发生率为 1% ~ 3%。根据手术范围不同，发生率存在一定差异。乳糜漏处理不当可导致低蛋白血症、水电解质紊乱、免疫损害等，皮瓣

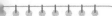 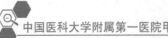

可出现漂浮、坏死，局部感染可造成咽瘘、皮肤瘘，甚至颈动脉坏死性大出血。乳糜胸可导致呼吸、循环功能衰竭等致死性并发症。

乳糜漏发生的原因通常为小淋巴管破损或胸导管、右淋巴导管的损伤。胸导管及右淋巴导管注入静脉系统的解剖变异较大，有时局部位置很低，在手术中不易被发现，有时也可高达锁骨上 5 cm。淋巴管壁薄、脆性大，极易损伤，小淋巴管管径小，术中容易被忽视。由于淋巴管管壁较静脉壁更薄，不建议使用电刀或超声刀凝闭淋巴管，术后有可能因闭合不佳或压力升高而失效，淋巴管断端可予丝线结扎或 5 - 0 缝线缝扎。

乳糜漏重在术中防治，需要注意以下几方面：①无须特意显露解剖胸导管或淋巴导管；②静脉角区域转移淋巴结较多时淋巴管网丰富，更易出现乳糜漏；③中央区淋巴结清扫亦有乳糜漏的可能，尤其是右喉返神经深面区域；④缝合前应仔细观察静脉角及中央区下缘有无澄清淡黄色液体积聚，若有则提示存在淋巴管损伤；⑤可请求麻醉医生适当增加胸内压，增大淋巴管内压力可使淋巴液漏出更便于发现；⑥必要时可将肩胛舌骨肌舌骨端离断后缝合固定填塞于静脉角处。

治疗可分为手术治疗和保守治疗，根据文献报道，对于大于 500 ml/d 的乳糜漏可选择手术治疗，再手术时机的选择是乳糜漏治疗过程中的难点，尚无明确时间节点，但存在大量乳糜漏导致的难以纠正的水电解质紊乱、可预见的或已有皮瓣坏死、感染不可控等并发症时应考虑手术干预。手术干预也不完全以找寻漏点为目的，可进行局部组织的结扎或缝扎，或利用自体肌瓣或生物材料进行填塞促使漏口闭合。同时在引流出现快速减少时应警惕局部引流积聚排出不畅或乳糜胸的发生。而小于 500 ml/d 的乳糜漏可采取保守治疗，一般治疗包括持续负压引流、饮食控制、局部加压包扎等，特殊治疗包括应用抗生素、生长抑素、硬化剂注入、手术干预等。此患者因甲状腺癌伴颈淋巴结转移行改良型颈淋巴结清扫术，术后出现乳糜漏，保守治疗，住院时间较长，并出现了局部引流不畅导致的感染并发症。因此，保守治疗的过程方法及效果有待进一步探讨。

病例点评

该病例术后短时间内出现引流量增多伴性状改变，引流量峰值为 355 ml/d，乳糜漏诊断明确。虽已应用几乎所有的保守治疗措施，但治疗效果欠佳，引流量出现反复增多，中途因引流不畅导致继发感染，迁延不愈，恢复缓慢。引流量较多的乳糜漏的手术干预可取得一定治疗效果，但对于引流量较少（小于 500 ml/d）的乳糜漏手术治疗存在很大不确定性，同时可能会给患者带来心理和身体的双重打击。此病例在乳糜漏诊断后的第 5 周病情才出现明显的好转，总治疗时间长于既往文献报道，该病例为乳糜漏的治疗提供了新的经验和思考。

（吕承洲）

007 异位甲状旁腺腺瘤一例

病例介绍

患者男性，67 岁，因"双膝无力伴疼痛 6 个月"来诊。6 个月前无明显诱因出现双膝无力伴疼痛，于外院就诊检查发现血钙升高达 4.1 mmol/L，甲状旁腺素（PTH）122 pmol/L。初诊为原发性甲状旁腺功能亢进，因影像学检查未查到明确甲状旁腺病变部位无法手术，仅行对症降钙治疗，效果不佳。近来患者因血钙居高不下来我院就诊，无声音嘶哑，无饮水呛咳，无呼吸不适。

查体：颈前未触及明确包块，颈侧方未触及明确肿大淋巴结；腹部无压痛，肾区无叩痛。

甲状旁腺彩超检查：甲状腺左叶后方见低回声，考虑甲状旁腺显示或淋巴结。甲状旁腺放射性核素显像（ECT）：甲状腺左叶中下部位显像剂分布增浓，可疑甲状旁腺高功能病变（图 20）。甲状旁腺增强 CT：甲状旁腺区未见明确病变，右侧颌下腺后方颈动脉前间隙内结节，直径约为 1.38 cm，血供十分丰富，平扫 CT 值为 31 HU，增强后为 130.1 HU（图 21）。泌尿系彩超检查：双肾增大，弥漫性钙化（不除外与甲状旁腺有关或尿酸增高），双肾慢性肾功能不全表现。实验室检查：PTH 188 pmol/L，血钙 3.79 mmol/L，血磷 1.06 mmol/L，碱性磷酸酶 238 U/L，肌酐 189 μmol/L，尿素 9.29 mmol/L（除血磷低于正常值外其他指标均高于正常值范围）。

术前诊断为甲状旁腺腺瘤，原发性甲状旁腺功能亢进，高钙血症。手术经过：术中见左侧上位甲状旁腺轻度增大，直径约为 0.5 cm，行部分切除，术中病理学检查证实为甲状旁腺增生。切除该上位增生旁腺前 5 min 和切除后 5 min 分别测定 PTH 为 109 pmol/L 和 106 pmol/L，无明显改变，探查其他甲状旁腺区域亦未见可疑病变，故高度怀疑存在异位甲状旁腺腺瘤。遂于颈部右侧延长切口至下颌下腺，打开颈动脉鞘，平舌骨水平颈总动脉前方可见直径为 1.5 cm 的近圆形黄褐色肿物，包膜完整，与术前 CT 检查提示肿物位置及大小相符，将其完整切除后送术中冰冻，病理结果回报：甲状旁腺腺瘤。该腺瘤切除后 5 min 再次检测 PTH 为 24.70 pmol/L，说明致病性甲状旁腺高功能腺瘤已被切除。术后第一日血钙及 PTH 快速下降至正常。术后 10 天，口服钙剂可维持无手足麻木。出院后 3 个月复查：血钙与 PTH 均在正常范围内，双膝疼痛症状明显减轻。

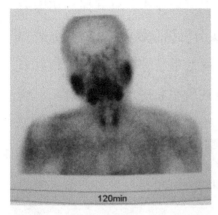
图 20　甲状旁腺 ECT 检查结果

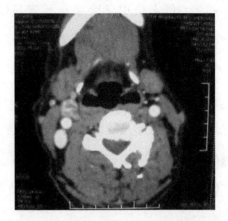
图 21　颈部增强 CT 检查结果

病例分析

甲状旁腺腺瘤是甲状旁腺功能亢进的最主要原因，常表现为不明原因骨痛和骨折、反复泌尿系结石、胃及十二指肠溃疡等临床症状，结合临床生化和 PTH 水平检测，定性诊断并无困难。手术是治疗该病的最理想方法。甲状旁腺病灶一般位于左上位甲状旁腺的背侧，其次为右下位甲状旁腺背侧，而有少部分甲状旁腺病灶位于不典型的位置，发生率为 14%~26%，包括胸腺、心包、胸骨后、上纵隔、颈动脉鞘等。异位甲状旁腺病灶常致术前定位不准确，致使不敢贸然手术而加重患者病情，或贸然手术导致手术失败。因此，准确的术前影像学定位诊断成为了关键。临床常用的定位检查包括超声、甲状旁腺 CT 和 ECT。其中以功能性显像为特点的 ECT 对甲状旁腺功能亢进病灶定位诊断具有独特价值，特别对异位病灶的定位诊断作用明显优于其他影像方法。但该显像为平面显像，显像时颌下腺、腮腺等腺体也同时显像，因此当异位病灶显像与上述腺体显像位置重合时，对于异位病灶的准确定位具有一定误导作用。本病例左侧上位甲状旁腺在核素显像中可疑显影，对其部分切除后PTH 并无明显改变，病理学检查证实为甲状旁腺增生；而切除高功能腺瘤后 PTH 下降明显，不考虑三发性甲状旁腺功能亢进，故未探查其他甲状旁腺。CT 从三维角度评价甲状旁腺病灶，对深部病灶、异位病灶及较小病灶等的定位诊断明显优于平面显像，特点为病变增强效应明显。虽然多数情况下平面显像能够显示异位病灶，但甲状旁腺增强 CT 提供了更加精细的解剖信息，是对平面显像的有力补充。

对临床血清甲状旁腺素增高明显而核素显像阳性病灶较小者应结合甲状旁腺增强 CT 以及 SPECT，以便发现是否存在异位病灶的可能，单独核素平面显像并不能完全作为定位诊断的依据。

病例点评

异位甲状旁腺腺瘤引起原发性甲状旁腺功能亢进临床少见，关键在于术前定位诊断。要点包括：①在原发性甲状旁腺功能亢进的术前诊断中，应该进行超声、ECT 和颈部增强 CT 的检查，发挥其各自的优势，特别是颈部 ECT 和颈部增强 CT 可以对异位甲状旁腺腺瘤进行准确定位；②ECT 的应用可有效减少颌下腺、腮腺等对异位病灶显影的影响，增加术前定位诊断的准确性。

（贺　亮）

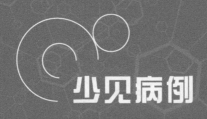

少见病例

001 非返性喉返神经的术前判定及术中处置一例

病例介绍

患者女性，59岁。6个月前体检发现甲状腺肿物，约2 cm大，无疼痛，无声音嘶哑，无饮水呛咳，无压气感，无吞咽困难及异物感。1个月前复查甲状腺彩超提示甲状腺结节伴微钙化，建议手术。起病以来无发热、心慌、消瘦、易怒等高代谢症状，饮食睡眠可，二便如常，体重无明显变化。

入院后查胸部 DR 提示未见异常，颈部增强 CT 提示甲状腺右叶肿物约为 2.0 cm×1.5 cm，增强扫描轻中度强化，双侧颈未见肿大淋巴结。右侧锁骨下动脉起始于主动脉弓（图 22、图 23）。血生化指标及甲状腺功能及抗体均处于正常参考范围。

完善术前准备后全麻下行甲状腺右叶及峡部全切、右侧Ⅵ区淋巴结清扫术，术中诊断：甲状腺乳头状癌，右侧非返性喉返神经（Ⅱa 型）（图 24）。患者术后无声音嘶哑，无饮水呛咳，术后第 3 天恢复良好出院。

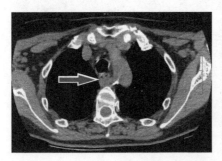
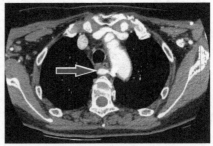

注：红色箭头示主动脉弓直接发出的右锁骨下动脉

图 22　颈部增强 CT 扫描结果

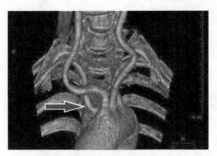
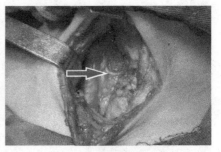

注：红色箭头示主动脉弓直接
发出的右锁骨下动脉

图 23　颈部三维 CT 重建

注：蓝色箭头示未勾绕右锁骨下动脉
走行的右侧非返性喉返神经

图 24　术中所见

病例分析

通常情况下，喉返神经在胸腔内从迷走神经发出后，左侧绕主动脉弓、右侧绕右锁骨下动脉并沿气管食管沟上行入喉，喉返神经也因这一返行过程而得以命名。非返性喉返神经是从迷走神经颈段发出后直接入喉，其形成与胚胎发育异常相关。右侧非返性喉返神经的发生率为0.3%~1.6%，是由于胚胎发育异常，导致右锁骨下动脉自左锁骨下动脉远侧的主动脉弓发出，经过食管后方（lusoria途径）通向右侧腋部，因此右侧"喉返神经"无血管勾绕直接从迷走神经颈段发出横行入喉。左侧非返性喉返神经的发生率远远低于右侧，是因为左侧非返性喉返神经的发生需要胚胎期动脉导管消失或右位主动脉弓，而前者系胚胎期致死畸形，故而左侧少见，出现时均伴内脏转位。

非返性喉返神经分为3型：Ⅰ型直接起源于喉与气管连接处上方的迷走神经，与甲状腺上极血管伴行，下行入喉；ⅡA型起源于相当于甲状腺峡部平面的迷走神经，横行入喉；ⅡB型起源于迷走神经后，先曲行而下，后勾绕甲状腺下动脉主干或分支上行入喉。临床以ⅡA型最为常见。

主流观点认为右侧非返性喉返神经通常伴有右侧锁骨下动脉畸形，这是由于非返性喉返神经形成的胚胎解剖学基础决定的。因此，甲状腺手术前发现变异的lusoria路径右锁骨下动脉即提示右侧非返性喉返神经存在的可能。但也有非返性喉返神经不伴有血管畸形的个例报道。此外还有喉返神经和非返性喉返神经同时存在的报告，这种情况一般不伴有血管畸形。关于后两种类型争论较大，反对者认为其存在缺乏胚胎解剖学基础，文献中只描述其位于喉返神经的通常路径并且较细，并未强调其源于迷走神经，故可能将喉返神经与交感神经节间粗大的交通支误认为非返性喉返神经，而并非真正意义上的非返性喉返神经。

外科医生应时刻保持有非返性喉返神经出现的警惕性，这对减少甲状腺手术中神经损伤大有益处。对甲状腺右叶较小病灶却伴有吞咽困难（因变异右锁骨下动脉压迫食道所致）或声音嘶哑的病例（因非返性喉返神经较浅易受病变压迫），术前应想到非返性喉返神经存在的可能。对于多次手术病例，应仔细阅读前次手术记录，如前次术中未发现右侧喉返神经，亦应想到非返性喉返神经的可能。由于非返性喉返神经往往伴有锁骨下动脉位置异常，因此术前影像学检查发现相关血管异常影像对提示非返性喉返神经的存在有一定帮助，如胸正位片提示右锁骨下动脉起始位置异常所致的上纵隔增宽、钡餐透视提示右锁骨下动脉压迫食管而形成的食管左侧圆形受压切迹或"刺刀征"、血管超声提示异常右锁骨下动脉、内脏转位等，均可提示非返性喉返神经的存在，具有一定的指导意义。但典型的上纵隔增宽并不常见，钡餐透视并不常规用于甲状腺患者，血管超声检查虽然判定血管异常特异性较高，但穿透力较高的低能量超声探头（3.5～5.0 MHz）并不常规用于甲状腺患者，且此项检查很大程度上决定于超声医师的解剖学知识及临床经验。因此，上述影像学检查在判定锁骨下动脉异常方面均存在不同程度的局限性。

颈部增强CT适用于怀疑甲状腺癌或多次手术病例，以便了解甲状腺病变大小、位置、与周围组织解剖关系及颈部淋巴结转移情况。颈部增强CT及其三维重建可显示出 lusoria 路径变异的右锁骨下动脉，变异的右锁骨下动脉起始于左锁骨下动脉远侧的主动脉弓，于椎体前方食管气管后方越过中线上行直至右颈部，此时即应考虑存在右侧非返性喉返神经的可能。

对怀疑存在非返性喉返神经的病例，我们建议术中常规显露该神经以降低神经损伤率。术中先在甲状腺下极气管食管沟附近寻找，如正常解剖位置未能发现喉返神经即可初步印证非返性喉返神经的存在。处理甲状腺中静脉及甲状腺下动脉时应确保不要切断除血管的其他条索，发现横行于颈动脉鞘和喉之间的条索结构时应高度警惕，仔细全程分离，加以确认。对于二次手术粘连严重者，可显露颈动脉鞘，并解剖迷走神经颈段，可疑的非返性喉返神经须全程显露、保护至末端。此外，在有条件的中心可应用术中神经监测技术增加对非返性喉返神经的识别及保护，非变异状态的喉返神经在甲状腺下极水平的迷走神经处可探测到明显的双相肌电信号，但若甲状腺下极水平无法探测到迷走神经肌电信号，而在甲状腺上极水平可探测到迷走神经明显的双相肌电信号时，则可证实存在非返性喉返神经变异。

病例点评

非返性喉返神经属于临床罕见解剖变异，在甲状腺手术中极易受到损伤。外科医生需保持高度警惕，熟知甲状腺的胚胎解剖知识，术前仔细询问病史辅以增强 CT 扫描，术中仔细操作寻找，辅助应用喉返神经监测技术，尽可能的避免喉返神经损伤。

（吕承洲）

002 甲状腺呈胸腺样分化癌一例

病例介绍

患者男性，57 岁，以"声音嘶哑 1 个月，发现甲状腺肿物

5 天"为主诉入院。无心慌、气短、多食善饥、烦躁易怒等甲状腺功能亢进症状，无呼吸及吞咽困难等压迫症状。

查体：甲状腺右叶下极可触及一最大径约 3 cm 的单发结节，质硬，无压痛，界限不清，随吞咽上下移动，颈部未触及肿大淋巴结。

超声检查：甲状腺右叶下极见低回声，范围约 32.5 mm × 24.9 mm，形态不规则，边界欠清晰（TI – RADS 4 c 级）；双颈部无明显肿大淋巴结（图 25）。甲状腺 CT 检查：甲状腺右叶下极可见一低密度影，边界不清，增强扫描轻度强化（图 26）。甲状腺功能正常。术前未行穿刺病理检查，根据患者甲状腺结节超声特征，考虑恶性可能性大，遂建议手术。

术中见甲状腺右叶下极有一个约 3 cm×2.5 cm×2.5 cm 大小的质硬结节，与胸骨甲状肌粘连，界限不清，且侵及右侧喉返神经，未发现明显肿大淋巴结。将右叶结节与喉返神经锐性分离，神经完整性良好，肉眼无明显癌灶残留。将包括右叶结节在内的甲状腺右叶及峡部连同受侵的胸骨甲状肌一并切除送术中冰冻病理，病理回报为甲状腺滤泡上皮重度异型增生，局部恶变，遂将甲状腺左叶完整切除，清扫中央区淋巴结后送术后病理。大体病理：肿物最大径约 3 cm，近球形，切面白色，致密，质硬，无包膜。镜下观察甲状腺结构破坏，呈巢排列，中间见明显的纤维组织分隔，细胞多角形，核大，核仁明显，局部显示鳞状上皮分化，间质见较多淋巴细胞（图 27）。免疫组织化学检查：CD5（图 28）、细胞角蛋白 – 19、上皮细胞膜抗原、p63 阳性，Ki – 67 阳性指数约 30%，甲状腺球蛋白、降钙素、甲状腺转录因子 – 1、p53 阴性。术后病理诊断：甲状腺呈胸腺样分化的癌，无淋巴结转移。患者术后恢复良好，未接受任何辅助治疗。随访 18 个月肿瘤无复发及转移。

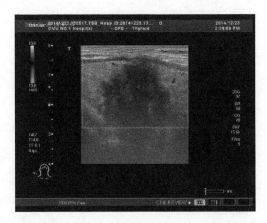

注：甲状腺右叶下极见低回声，范围约 32.5 mm×24.9 mm，形态不规则，边界欠清晰（TI-RADS 4c 级）。双颈部无明显肿大淋巴结

图 25　甲状腺超声检查结果

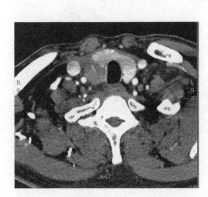
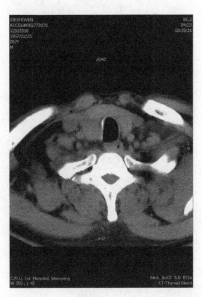

注：甲状腺平扫 CT 显示甲状腺右叶下极可见一低密度影，边界不清。增强 CT 显示病灶轻度强化

图 26　甲状腺 CT 平扫 + 增强检查结果

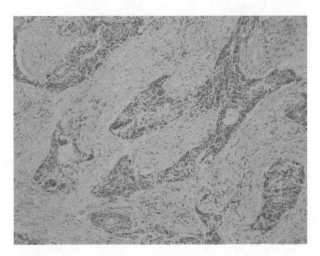

注：镜下观察甲状腺结构破坏，呈巢状排列，中间见明显的纤维组织分隔，细胞多角形，核大，核仁明显，局部显示鳞状上皮分化，间质见较多淋巴细胞

图 27　病理检查结果

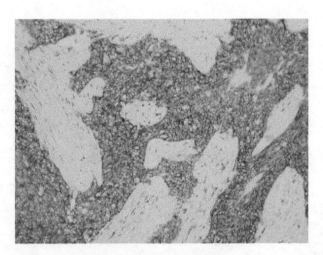

注：标志物 CD5 表达阳性

图 28　免疫组织化学检查结果

病例分析

　　甲状腺呈胸腺样分化的癌是一种少见的发生于甲状腺的恶性肿瘤，仅占所有甲状腺癌的 0.1%～0.15%，因其结构与胸腺上皮性肿瘤类似，又称甲状腺内上皮性胸腺瘤。1985 年由 Miyauchi 等首次

报道，2004 年被纳入 WHO 甲状腺肿瘤分类正式命名。目前国内外文献报道的甲状腺呈胸腺样分化的癌共 100 余例。甲状腺呈胸腺样分化的癌好发于成人，女性多见，多数位于甲状腺下极，常浸润甲状腺外软组织及器官或发生区域淋巴结转移。超声和 CT 检查对疾病诊断均无特异性，术前明确诊断比较困难。目前 CD5 是甲状腺呈胸腺样分化的癌诊断与鉴别诊断中最常用的免疫组织化学标志物，其敏感性和特异性可分别达到 82% 和 100%。

甲状腺呈胸腺样分化的癌总体上预后较好，5 年和 10 年疾病特异性生存率分别可达到 90% 和 82%。但是，肿瘤复发较常见，而且一些病例呈现很强的侵袭性，包括远处转移。根治性手术治疗被认为是最佳治疗方案，包括甲状腺切除，受侵组织和器官的切除以及颈部淋巴结清扫。全甲状腺切除术的手术指征是存在明显的腺外侵犯，临床显著的淋巴结转移或远处转移。对于单发、腺体内型，且无临床可触及的颈部肿大淋巴结和远处转移的患者，至少行甲状腺腺叶切除术。常规行中央区淋巴结清扫，对于存在可疑或病理证实淋巴结转移的患者行治疗性侧颈淋巴结清扫术。甲状腺呈胸腺样分化的癌对放疗敏感。因此，对于存在高侵袭性临床病理学特征（比如腺外侵犯或淋巴结转移）的患者可建议行放疗。对于淋巴结转移阴性的患者，可仅行手术治疗。化疗通常用于存在远处转移或肿瘤无法根治性切除的患者。化疗有助于缩小肿瘤，迅速缓解气道压迫症状。

病例点评

①甲状腺呈胸腺样分化的癌术前明确诊断比较困难，穿刺病理学检查结合免疫组织化学标志物 CD5 阳性有助于明确诊断。本例患

者拒绝上述检查，医生根据甲状腺结节超声特征，考虑恶性可能性大，建议手术。②本例患者术中右叶肿物侵及胸骨甲状肌和喉返神经，在有效保护喉返神经的前提下，将甲状腺右叶及峡部连同受侵的胸骨甲状肌一并切除，待术中病理明确右叶肿物为恶性肿瘤后，将甲状腺左叶完整切除，进而行中央区淋巴结清扫，手术方案合理、严谨和规范。③本例患者甲状腺肿瘤得到根治性切除，术后未建议患者进行化疗，但患者存在侵及胸骨甲状肌和喉返神经的高侵袭性临床病理学特征，建议患者放疗。患者及家属拒绝放疗，随访18个月肿瘤无复发及转移。

（董文武）

003　甲状腺滤泡树突细胞肉瘤一例

📋 病例介绍

患者女性，48 岁，"发现颈前随吞咽活动肿物伴有压气感 1 个月"来诊，入院时颈部无疼痛，无吞咽困难及异物感，无声音嘶哑及饮水呛咳等临床症状。

查体：颈前偏左可触及长径约 5 cm 质韧结节，无压痛，可随吞咽上下活动，颈部未触及明确肿大淋巴结。

颈部超声彩超：甲状腺左叶腺体内可见低回声结节，范围约 57.4 mm × 42.4 mm，其内可见强回声，结节内回声不均匀，分叶状极低回声，结节内可见彩色血流显示。左颈部Ⅳ区内侧可见数个淋

笔记

巴结回声，大者约为 16.7 mm × 10.3 mm，回声减低，门状结构显示不清，其内血流丰富。甲状腺左叶结节伴钙化，其内不均匀，极低回声（TI - RADS 4a 级），左颈部Ⅳ区淋巴结肿大，回声减低，血流丰富。甲状腺增强 CT：左侧甲状腺增大，其内可见低密度影，平扫 CT 值为 4 ~ 82 HU，增强扫描部分病灶不均匀强化，CT 值为 9 ~ 206 HU；甲状腺被膜完整，轮廓清楚；邻近组织及气管受压移位，略有狭窄；胸骨后未见异常；左颈Ⅳ区见肿大淋巴结，平扫 CT 值为 29 ~ 64 HU，增强扫可见不均匀强化，CT 值为 104 ~ 163 HU（图 29）。甲状腺功能五项及降钙素水平均在正常范围。

入院后行手术治疗，术中见甲状腺左叶几乎被一个长径约为 6 cm 的实性质韧结节占据，下极向下生长，延伸至胸骨后约 1 cm，结节较固定，与周围组织粘连致密；甲状腺右叶未触及结节。切除甲状腺左叶结节冰冻病理结果为梭形细胞肿瘤，考虑伴胸腺样分化的梭形细胞肿瘤或滤泡树突细胞肿瘤，待石蜡及组化确定。切除左颈Ⅳ区淋巴结冰冻病理结果为淋巴结内见异型梭形细胞（与甲状腺病变一致）。遂行全甲状腺切除，改良型左侧颈淋巴结清扫术，术后无声音嘶哑及手足麻木。组织病理学结果如下，巨检（图 30）：肿块包膜较完整，6 cm × 4 cm × 4 cm，切面实性，呈灰黄色，质韧，无明显出血坏死及囊性变；镜检（图 31）：梭形细胞增生，排列拥挤紊乱，局部呈漩涡状或编织状排列，胞核深染。免疫表型特征：肿瘤细胞阳性表达 CD5、CD21、CD23、CD35、CD68、vimentin、S - 100（局部 +）、TdT（散在 +）；CK19、Galectin - 3、CEA、TTF - 1、Tg、Calcitonin、CK、CD100 a、Lysozyme 均呈阴性表达。病理报告结论如下，甲状腺左叶、左Ⅳ区淋巴结：滤泡性树突状细胞肿瘤；右侧甲状腺：结节性甲状腺肿；喉前淋巴结、左颈Ⅱ区淋巴结、左颈Ⅲ区淋巴结、左颈ⅤB区淋巴结：淋巴组织增生，未见癌。最终临床诊断为甲状腺滤泡树突细胞肉瘤，左侧颈淋巴结转移。术后给予 TSH 替代治疗，未行放、化疗，门诊随访 6 个月未见复发。

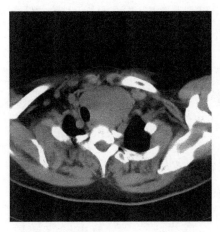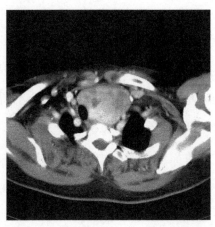

注：左侧甲状腺增大，其内可见低密度影，平扫 CT 值为 4~82 HU，增强扫描部分病灶不均匀强化，CT 值为 9~206 HU。甲状腺被膜完整，轮廓清楚。邻近组织及气管受压移位，略有狭窄。左颈Ⅳ区见肿大淋巴结，平扫 CT 值为 29~64 HU，增强扫可见不均匀强化，CT 值为 104~163 HU

图 29　甲状腺增强 CT 检查结果

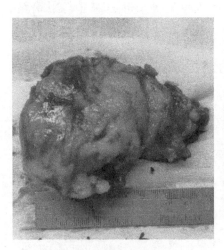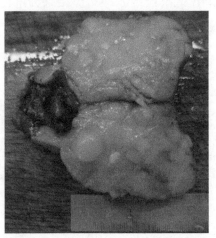

注：巨检：肿块包膜较完整，6 cm×4 cm×4 cm，切面实性，呈灰黄色，质韧，无明显出血坏死及囊性变

图 30　病理组织检查结果

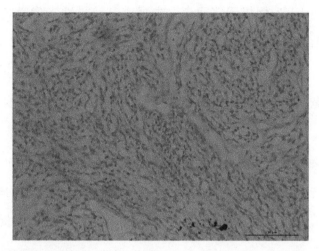

注：镜检：梭形细胞增生，排列拥挤紊乱，局部呈漩涡状或编织状排列，胞核深染（200 染色×HE）

图 31　病理组织检查结果

病例分析

　　滤泡树突细胞肉瘤（Follicular Dendritic Cell Sarcoma，FDCS）又称树突网状细胞肉瘤，是一种罕见的起源于生发中心滤泡树突状细胞的恶性肿瘤，50%～70% 的 FDCS 发生于淋巴结内，表现为淋巴结肿大，尤其是颈部淋巴结，其次是腋窝、纵隔、肠系膜及腹膜后淋巴结；FDCS 发生于结外部位相对较为少见，如肝、脾、扁桃体、口腔、胃肠道、皮肤及乳腺等。发生于甲状腺者甚为罕见，自1999 年 Galati 报道第一例甲状腺 FDCS 以来，国内外报道共 5 例，其临床表现无特异性，故术前往往被误认为其他类型的肿瘤。5 例甲状腺 FDCS 中，女性 4 例，男性 1 例；发病年龄 36～65 岁，平均50.2 岁，病史 1～10 个月，平均 4.5 个月；病灶常为单发，瘤体呈圆形或卵圆形，最大直径 2～5 cm，平均 3.22 cm；有 2 例伴有桥本病。4 例报道术前超声检查，其中 2 例提示颈前占位性包块，1 例提示低回声，1 例提示等回声，未报道有特异性影像学表现。4 例报道术前穿刺病理检查，其中 2 例提示梭形细胞肿瘤，1 例提示未分化癌，1 例提示低分化癌。组织活检是确诊该疾病的重要手段，5 例均提及术中病理镜下可见卵圆形、梭形细胞，细胞核呈长梭形至圆形，染色质细颗粒状或空泡状。4 例提及肿瘤细胞排列呈弥漫片状、束状、席纹状或轮行状。甲状腺 FDCS 具有典型的免疫表型特征，文献报道中，有 4 例提示 CD21、vimentin 呈阳性表达，有 2 例提示 CD35 阳性，有 2 例提示 CD23 阳性，有 2 例提示 CD68 阳性。

诊断方面甲状腺 FDCS 主要需要与以下几种甲状腺恶性肿瘤进行鉴别，①甲状腺未分化癌：免疫组化上皮性标志物阳性，易于鉴别；②甲状腺恶性淋巴瘤：在桥本甲状腺炎的基础上出现快速增大的颈部肿物，术前 CT 平扫肿物密度低于正常腺体及邻近肌肉，增强后强化不明显，特异性抗体 CD3、CD20 阳性表达；③胸腺样分化甲状腺癌：病灶多位于甲状腺中下部或下极，特异性抗体 CD5 阳性表达。治疗及预后：5 例均行手术治疗，4 例提及术式有甲状腺肿物切除术、甲状腺次全切除术、全甲状腺切除术 + 中央区淋巴结清扫、全甲状腺切除 + 侧颈区淋巴结清扫术；有 1 例存在 Ⅱ 区淋巴结转移，1 例存在中央区淋巴结转移；其中 3 例行术后放射治疗，1 例行术后化学治疗；3 例提及预后，随访 6 个月～3 年，均未见复发。本病例术后口服左旋甲状腺素片替代治疗，未行放化疗，随访 6 个月，未见复发及转移。

病例点评

FDCS 临床表现及术前影像学检查无特异性，穿刺病理检查难以确诊，术中组织活检可依据肿瘤细胞的形态和排列特点诊断为FDCS，但还需要免疫组化辅助证明，CD21、vimentin常呈阳性表达，CD35、CD23、CD68亦可呈阳性表达。

结合其他组织器官的FDCS相关报道，针对甲状腺FDCS，首选手术治疗，建议术后放疗，对化疗的应用存在争议。由于病例少，术式及术后辅助治疗上并未达成共识。

（张　挺）

004 甲状腺乳头状癌合并髓样癌一例

病例介绍

患者女性，60岁，3个月前自行发现颈前随吞咽活动肿物，约成人拇指末节大小，无疼痛，无声音嘶哑，无饮水呛咳，无压气感，无吞咽困难及异物感等其他不适，近1个月前自觉肿物明显增大并于当地医院行彩超检查提示甲状腺结节可疑恶性，为求手术治疗入院，病来无多食、消瘦、易情绪激动等高代谢症状，饮食，夜眠，二便如常，体重无明显变化。

既往史：高血压病史20年，血压最高达230/115 mmHg，自服开博通、赖诺普利控制良好；糖尿病病史6年，自用胰岛素治疗，空腹血糖为6~7 mmol/L；陈旧脑梗10年；否认肝炎、结核等传染病史；否认手术外伤史；否认输血史；否认毒物及放射物质接触史；无药物及食物过敏史。

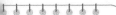

查体：T：36.5℃，R：16次/分，P：78次/分，BP：188/101 mmHg。颈前左右侧分别触及2.0 cm×2.0 cm和1.5 cm×1.0 cm大的质韧结节各1枚，其表面均光滑，无压痛，随吞咽上下活动。

辅助检查：实验室检查：甲状腺功能指标检测结果正常，术前未行降钙素检测。颈部超声检查：甲状腺左叶可见数个结节，大者约为22.3 mm×17.9 mm，低回声，偏心部可见无回声，范围约为5.0 mm×2.5 mm，内见强回声强光团。甲状腺右叶可见数个结节，大者约为11.2 mm×6.9 mm，低回声，内可见点状强光点。峡部可见数个结节，大者位于峡部偏右，大小约为10.7 mm×7.0 mm，内似网状。

诊治过程：病人术前基础疾病控制良好，麻醉评估心肺功能可耐受手术，术前甲状腺增强CT及三维彩超评估侧颈部未见可疑淋巴结转移征象。初步诊断为甲状腺结节（恶性可能性大），拟行甲状腺左叶次全切除，右叶及峡部切除，右侧Ⅵ区淋巴结清扫术或全甲状腺切除，右侧Ⅵ区淋巴结清扫术。术中见甲状腺左、右叶均多发结节，将左、右叶结节完整切除，术中冰冻病理回报：（左侧）结节性甲状腺肿、（右侧）结节性甲状腺肿伴微小乳头状癌。遂将右侧残余腺体及峡部切除，并清扫右侧Ⅵ区淋巴结。

术后病理学检查：（左侧）甲状腺滤泡数目增多、大小不等；（右侧）甲状腺滤泡数目增多、大小不等，局灶癌细胞呈乳头状排列，细胞排列较拥挤，细胞核大，核轮廓粗糙，呈毛玻璃样或水洗样，核沟可见（图32A）；（右侧残余腺体）甲状腺滤泡数目增多、大小不等，局灶癌细胞排列呈片状、团块状、条索状或束状，间质结缔组织多少不等，可见淀粉样物质沉着（图32B）。免疫组化检查：（右侧）细胞角蛋白19（CK19）阳性，半乳糖凝集素－3（galectin－3）阳性；（右侧残余腺体）CK19阴性，galectin－3阴性，甲状腺转录因子 - 1（TTF - 1）阳性，局部降钙素（CT）阳性，局部甲状腺球蛋白（Tg）阳性，个别细胞 Ki - 67 阳性，嗜铬粒蛋白 A（CgA）阳性，CD56 阳性。诊断意见：（左）结节性甲状腺肿，（右）结节性甲状腺肿伴微小乳头状癌（直径为 2.5 mm），（右侧残余腺叶）结节性甲状腺肿伴髓样癌（直径为 5.0 mm），右侧Ⅵ区淋巴结未见转移。

术后患者恢复良好，无手术并发症发生，术后 3 天出院。

术后诊断：结节性甲状腺肿伴甲状腺微小乳头状癌，髓样癌（T1 aN0M0，Ⅰ期），冠心病，高血压，糖尿病。该患者术后复查降钙素（CT）及血清癌胚抗原（CEA）水平均在正常范围内，已获访 30 个月，一般状态良好，无复发及转移。

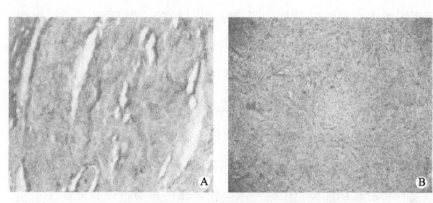

注：A. 乳头状癌；B. 髓样癌（HE 染色 ×100）

图 32　甲状腺癌的术后病理学检查结果

病例分析

治疗难点及注意事项：甲状腺乳头状癌（papillary thyroid carcinoma，PTC）起源于甲状腺滤泡上皮细胞，源自内胚层，发生率占全部甲状腺恶性肿瘤的 85%～90%；而甲状腺髓样癌（medullary thyroid carcinoma，MTC）起源于甲状腺滤泡旁 C 细胞，源自外胚层神经嵴，其发生率仅占全部甲状腺恶性肿瘤的 1%～4% 。MTC 的分化程度介于分化型与未分化型甲状腺癌之间，属于中度恶性肿瘤。二者临床表现均可能为甲状腺肿块、吞咽困难、声嘶或颈部淋巴结肿大，但由于 MTC 患者滤泡旁细胞异常分泌降钙素及其基因相关活性肽还可能引起腹泻（≥3 次/天）、脸部潮红、瘙痒症等特异性表现。因为 PTC 和 MTC 起源不同，二者同时发生罕见，仅占甲状腺肿瘤的 0.15%，同时发生在同侧甲状腺内更为罕见。

关于其发生机理，主要有以下几种学说：干细胞学说、不同分化学说、场效应学说、人质学说及碰撞学说。目前大都倾向于碰撞学说，即两种癌的同时发生纯属巧合。MTC 的淋巴结转移比 PTC 更早更常见，并且淋巴结转移率与 MTC 的预后密切相关。PTC 治疗以手术为主，辅以 TSH 抑制治疗及 ^{131}I 治疗；但 MTC 对于放化疗及 ^{131}I 治疗均不敏感，手术成为唯一的治疗方式。大多数学者认为，PTC 患者可根据不同的手术指征选择相应的手术范围，切除一侧腺叶或双侧腺叶及中央区淋巴结清扫术，但所有 MTC 或可疑 MTC 患者均应进行甲状腺全切除及中央区淋巴结清扫术。2015 年美国甲状腺协会指南建议：临床上诊断为 MTC 或高度怀疑 MTC 的患者，若原发肿瘤没有局部侵犯依据，体检和颈部超声检查没有证据证实颈部淋巴结转移（cN0）及远处转移，应行甲状腺全切除和中央区淋巴结清扫术，系 B 级推荐；但不推荐仅根据降钙素水平进行侧颈淋巴结清扫术，系 I 级推荐。由于 PTC 合并 MTC 在临床上较罕见，对其术式没有指南及专家共识，应依据肿瘤各自的特点施行手术。

该患者术前并未常规筛查降钙素，手术方案倾向于 PTC 治疗，术中冰冻病理回报甲状腺右叶结节为结节性甲状腺肿伴微小乳头状癌，由于癌灶很小，且局限于包膜内，故行甲状腺左叶次全切除、右叶及峡部切除、右侧Ⅵ区淋巴结清扫术。术后病理学免疫组化明确右侧残余腺叶中存在髓样癌微小癌灶，尽管并未达到指南推荐的MTC初始治疗范围，但 2015 版 ATA 指南同样指出：除非患者有RET 生殖细胞突变、术后基础或刺激血清降钙素水平显著升高或影像学研究显示残留 MTC 病灶，否则无须进行补充根治。降钙素正常水平时的淋巴结肿大亦不是重复手术的指征，推荐等级为 B 级。该患者术后病理免疫组化明确诊断后即完善降钙素（CT）及癌胚抗原（CEA），查阅术前血钙及血清甲状旁腺激素均在正常范围内，结合术中所见排除并存甲状旁腺腺瘤。鉴于患者高血压病史，不能完全排除多发性内分泌瘤病（MEN）的风险，进一步完善双侧肾上腺彩超未见异常。综上考虑散发性 MTC 可能性更大，因此并未进行左侧残余腺体切除，而是采用严密随访观察，监测降钙素的随访策略。

通过本例特殊病例治疗过程总结诊治注意事项：①MTC 缺乏类似 PTC 的典型超声特征，很难经过超声筛查，FNA 对于疑似 MTC的患者诊断率不高，因此对于可疑甲状腺恶性结节患者，术前常规血清降钙素筛查非常必要。②如术前降钙素增高，明确或可疑 MTC患者，需排除其他可能并存疾病如甲状旁腺腺瘤及嗜铬细胞瘤的风险，仔细评估颈部淋巴结转移情况，调整手术优先级及手术方案。③尽管本例病人散发性 MTC 可能性更大，目前施行术式已达到治疗范围，但 MTC 易呈现多灶性及淋巴结转移，需严密随访观察。

此外，对于 MTC 患者，建议进行基因检测评估。MTC 常见 *RET*基因突变，*RET* 基因的靶点在于酪氨酸激酶，对于远处转移或局部晚期的患者，常用酪氨酸激酶抑制剂 ZD6474、莫替沙尼、阿西替尼等，以及血管生长抑制剂如索拉非尼等应用于 MTC 的分子靶向治疗。

笔记

病例点评

同侧 MTC 合并 PTC 临床罕见，因 MTC 较 PTC 预后差，更易转移，其诊治难点更倾向于 MTC 的诊治：①MTC 的定位诊断依赖于超声，但定性诊断更依赖于血清降钙素的筛查，FNA 结合降钙素洗脱液检测可提高诊断率；②MTC 的初始手术范围需行甲状腺全切除，中央区淋巴结清扫术，根据超声、降钙素等综合评估决定颈淋巴结清扫范围，如初始手术未能达到推荐范围，根据具体情况决定是否补充根治；③MTC 诊断明确后，需要排除其他并存疾病，调整手术优先级及手术方案；④MTC 建议进行基因检测，对于晚期病人等特殊情况，选用适当的分子靶向治疗。

（韩 蕊）

005 以囊性成分为主的甲状腺癌一例

📋 病例介绍

患者女性，52 岁，发现"颈前偏左随吞咽活动肿物 1 周"来诊。入院时自觉颈部胀痛，无吞咽困难及异物感，无声音嘶哑及饮水呛咳等临床症状。

查体：颈部不对称，气管偏向右侧，颈前偏左可触及直径约 6 cm 质韧结节，颈前偏右可触及直径约为 1 cm 质韧结节，均无压

 笔记

痛，可随吞咽上下活动，颈部未触及明确肿大淋巴结，颈部听诊未闻及明确血管杂音。

颈部彩超（图33）：甲状腺左叶见大结节，大小约为60.1 mm×25.3 mm，内以无回声为主，边缘见条状回声，回声尚均匀，边缘见点状血流；右叶见多个结节，大者位于下部，大小约为9.2 mm×6.6 mm，内回声尚均匀，边缘见条样彩色血流；右叶上部见结节，大小约为5.4 mm×4.3 mm，内回声尚均匀，可见强光点，无血流；甲状腺双叶结节，左叶液性变（2级）；双颈部淋巴结肿大，超声结构正常。甲状腺增强CT（图34）：双侧甲状腺增大，左侧明显，左侧甲状腺区可见类圆形低密度影，CT值为42 HU，增强扫描不均匀强化，CT值为200 HU，部分区域无明显强化，甲状腺被膜尚完整，轮廓清楚；右侧甲状腺内可见数个大小不等的类圆形低密度影，CT值为82 HU，增强扫描中度强化，CT值为280 HU；气管受压向右移位，管腔略狭窄；食管受压向右移位；双侧颈动脉旁间隙见多发淋巴结，较大者直径约为1 cm，增强扫描可见强化。甲状腺功能五项、降钙素及CEA水平均在正常范围。

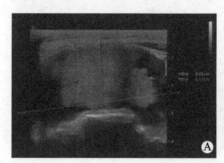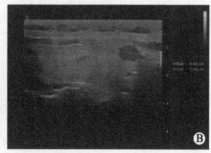

注：A. 甲状腺左叶结节；B. 甲状腺右叶结节

图33　甲状腺彩超结果

入院后行手术治疗，术中见甲状腺左叶明显增大，几乎被一直径约为6 cm囊实相间结节占据，且腺体周围炎性渗出较多，与周围组织粘连致密；甲状腺右叶可触及多个散在结节。切除甲状腺左叶结节，剖开肿物见其内大量囊性液体，实性部分可见乳头状增

生，直径约为 3 cm，冰冻病理结果为乳头状癌，遂行左侧Ⅵ区淋巴
结清扫术；同法切除右侧腺叶，冰冻病理结果提示结节性甲状腺肿
伴桥本氏病早期改变，术后无声音嘶哑及手足麻木等并发症。

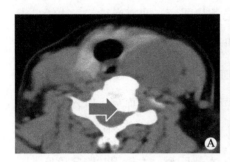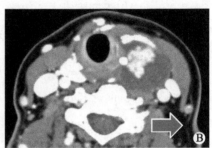

注：A. 平扫 CT，见甲状腺左叶囊性低密度结节（红色箭头）；B. 增强 CT，
增强后可见囊内不均匀强化实性结节（红色箭头）

图 34　甲状腺 CT 扫描结果

病例分析

囊实混合性结节在甲状腺结节中常见，良性居多，恶性率仅为
2% ～ 18% 。以囊性成分为主的甲状腺癌（predominantly cystic
thyroid carcinoma，PCTC）在临床中则更为罕见。甲状腺结节可因
变性、出血或坏死而发生囊性变，结节内囊性成分的比例与其恶性
率成反比，其中 PCTC 仅占囊实混合性结节的 0.39% ～ 0.60% 。
PCTC 的诊治难点主要在于术前诊断，如果对其影像学特征缺乏足
够的认识，部分 PCTC 可能漏诊。

研究发现，PCTC 结节的整体在超声图像中多呈卵圆形且边缘
光滑，并无可疑恶性的超声特征出现，这可能会使超声医师放松警
惕，甚至将其视为良性病变。而当对 PCTC 内实性成分的超声图像
进一步研究时发现，PCTC 内实性成分偏心性与囊实性甲状腺结节
的恶性相关，且偏心的实性成分与囊壁的夹角为锐角时比钝角更能

预测其恶性；由于 PCTC 内多为实性成分，具有恶性肿瘤的特征，向周围组织浸润性生长，边缘表现为不规则的小分叶状或毛刺样，大部分 PCTC 中的实性成分同样会出现边缘不规则的超声特征；PCTC 内实性成分大部分会出现血流丰富的超声特征，其中以周围为主型血流居多。此外，微钙化虽然一直被认为是甲状腺乳头状癌的特异性超声特征，无论是实性结节还是囊实性结节中出现微钙化的超声图像均可使其恶性风险明显提高，但由于 PCTC 的实性成分相对较小，其内的微钙化在超声下更难发现。PCTC 内的实性成分在甲状腺增强 CT 中多具备不均匀强化、边缘不规则或乳头状结构的 CT 特征。单独凭借超声图像可能未必会对 PCTC 做出准确的诊断，若 PCTC 出现一些可疑恶性的超声特征时，可通过完善甲状腺增强 CT，观察实性成分是否也具备一些可疑恶性的 CT 特征，若两项影像学检查均出现一些可疑恶性的图像特征时，那么对其手术或行细针穿刺活检（fine needle aspiration biopsy，FNAB）的证据则更为充分。PCTC 的治疗及预后与典型的甲状腺乳头状癌无明显区别，均需行手术治疗和术后的 TSH 抑制治疗，部分患者需行放射性碘治疗。

病例点评

PCTC 临床罕见，术前影像学检查无特异性，我们应改变传统观点中以囊性成分为主的甲状腺结节即为良性的观点，当此类结节内实性成分在超声或增强 CT 图像中出现一些可疑恶性的影像学特征时，应高度警惕此结节可能为 PCTC；必要时可行 FNAB。

治疗上与甲状腺乳头状癌治疗方式相同，首选手术治疗，术后行 TSH 抑制治疗，必要时行放射性碘治疗。

（黄加鹏）

笔记

006 甲状腺恶性孤立性纤维性肿瘤 一例

病例介绍

患者女性，77 岁。20 余天前无明显诱因出现呼吸困难，于当地医院给予对症治疗后缓解。15 天前发现颈前肿物，逐渐增大，5 天前出现呼吸困难，于我院急诊就诊，给予吸氧、抗炎、化痰等对症治疗后无明显缓解，行甲状腺增强 CT 检查后提示气管前及胸骨后肿物，气管受压移位，管腔变小。今为求急诊手术收入院。

查体：颈部对称，气管向右侧移位，颈前偏左可触及直径约 4 cm 质硬结节，结节表面粗糙，无压痛，固定，不随吞咽上下活动，颈部未触及明确肿大淋巴结。

颈部超声：甲状腺左叶可见较大结节，大小约为 43.6 mm × 25.9 mm，向胸骨后延伸，内回声呈混合性，可见部分液化，未见明显钙化，右叶近上极可见稍高回声结节，大小约为 15.1 mm × 7.7 mm，可见粗大钙化。提示甲状腺左叶较大结节液性变（2 级），甲状腺右叶稍高回声结节伴粗大钙化（2 级）。颈部增强 CT：双侧甲状腺增大，其内可见不规则钙化影，以左侧为著，双侧可见数个大小不等的类圆形低密度影，较大者约为 3.82 cm × 2.45 cm，CT 值为 37 HU；增强扫描轻中度强化，CT 值为 42 HU（图 35）。甲状腺被膜完整，轮廓清楚。气管受压右移位，略有狭窄。胸骨后未见异

笔记

常。提示双侧甲状腺多发结节性病变。甲状腺功能五项均正常。

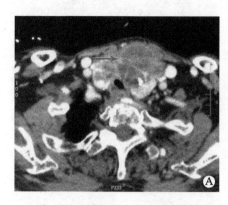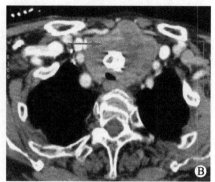

注：A. 平扫 CT，右叶稍高回声结节伴粗大钙化（红色箭头）；B. 增强 CT，增强扫描轻中度强化（红色箭头）

图 35　颈部 CT 扫描结果

术中探查见甲状腺左叶下极直径约 5 cm 实性质脆肿物，不规则外生性生长，左侧至颈总动脉内缘，右侧达气管右缘，下极位于胸骨后方，广泛侵及肌肉、气管及胸骨周围组织，质硬，活动度极差。切除甲状腺左叶部分肿物，切开肿物可见断面灰白色鱼肉状，质脆，包膜不完整。术中病理：恶性肿瘤，待石蜡及免疫组化分类，考虑甲状腺肉瘤或未分化癌可能性大。游离甲状腺左叶侧方及下极，因肿物广泛侵及周围组织，活动度差，界限不清，无法根治切除，与患者家属商议后决定仅行甲状腺姑息切除术。术后病理：（左叶肿物）恶性间叶源性肿瘤，免疫组化结果支持恶性孤立性纤维性肿瘤。免疫组化结果：STAT6（图 36A）、Bcl - 2（图 36B）、p27、Vimentin 呈阳性；p53 强阳性；Ki - 67（ + 30% ）（图 36C）；CD34（图 36D）、SMA、desmin、CK（PAN）、S - 100、p63、PAX8、CD117（c - Kit）为阴性。术后 2 周患者死于气道阻塞导致的呼吸衰竭。

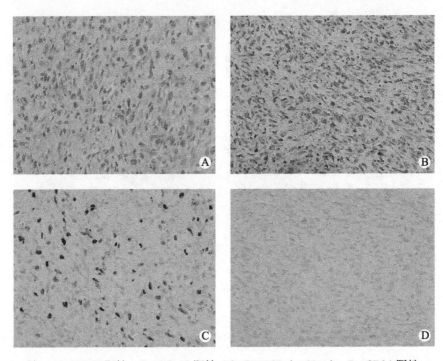

注：A. STAT6 阳性；B. Bcl－2 阳性；C. Ki－67（＋30%）；D. CD34 阴性

图 36　免疫组化结果

病例分析

　　孤立性纤维性肿瘤（Solitary Fibrous Tumor，SFT）是一种罕见的梭形细胞肿瘤，对于 SFT 的组织起源仍有争议，但是支持其间叶细胞起源者多于上皮起源者。约 80% 的 SFT 均为良性，无症状且生长缓慢，恶性肿瘤占 12%～22%。SFT 主要发生在胸膜内，甲状腺的 SFT 发现较少，已有国内外文献报道发生在甲状腺的 SFT 共 30 余例，其中恶性的 SFT 共 2 例，本例为第 3 例。

1. 临床表现

　　良性的甲状腺 SFT 的临床表现常为生长缓慢、界限清晰的无痛肿块，肿块较小时一般无明显症状，肿块较大时可出现以压迫为主的症状。该病可发生在各年龄阶段，多见于中老年人，无明显的性别差异，遗传易感性不明确。而恶性的甲状腺 SFT 则可出现肿物在短期内迅速增大，快速产生压迫症状，导致呼吸困难。本例患者亦是如此，起初发生呼吸困难时，通过对症治疗尚能缓解，再次出现时对症治疗已不能缓解呼吸困难，可见肿物增长极为快速。

2. 术前检查

超声、CT 和磁共振成像等影像学检查可显示肿瘤的形态、大小、位置、边缘、密度、成分等特征，以及与周围组织的关系。但是这些检查不能有效地区分肿瘤的良恶性。细针穿刺活检是术前诊断甲状腺结节的一种常见有效的方法，但这种技术对 SFT 的诊断能力也有限。

3. 鉴别诊断

发生在甲状腺的良性 SFT 需与无炎症背景的炎性纤维性硬化型 Redel 甲状腺炎、存在纤维变性的桥本甲状腺炎及平滑肌或外周神经起源的良性病变等相鉴别。恶性甲状腺 SFT 需与具有结节性筋膜炎基质的乳头状癌、甲状腺髓样癌、未分化癌及单向分化的滑膜肉瘤等相鉴别。免疫组化是鉴别和诊断 SFT 的主要方法，CD34 对 SFT 有较高的敏感性，联合使用免疫组织化学标志 STAT6、CD34、Bcl-2 和 CD99 对于诊断 SFT 有较高的准确性。恶性 SFT 的诊断依据包括：细胞核的异型性明显增加、显著增加的细胞密度、肿瘤性坏死及核分裂 > 4 个/10 HPF，需注意部分恶性 SFT 失表达 CD34。本病例 CD34 为阴性，肿块由多形纺锤形或卵球形细胞交替的低细胞和高细胞区域组成，薄壁分支血管显示血管外皮瘤样生长，有丝分裂发生率增加（9～10/10 高倍视野）与文献报道基本一致。

4. 治疗

手术切除是治疗良性 SFT 首选治疗方法，术后需通过病理明确诊断。大多数良性 SFT 一般预后较好，但是 SFT 的生物学行为具有不可预测性，组织学形态并不能完全准确反映肿瘤的生物学行为。

因此，组织形态完全良性的 SFT 也应视为恶性潜能未定肿瘤，肿物切除时应保证切缘无瘤组织残留，术后进行长期随访。对于恶性的 SFT，手术切除并不是唯一的选择，发生侵袭或转移引起呼吸困难或吞咽困难时，须进行姑息性手术，这可以提高生存时间和生活质量，并且术后应进行进一步的放疗与化疗。

病例点评

甲状腺 SFT 相对少见，而恶性的甲状腺 SFT 则更为罕见。大多数良性甲状腺 SFT 患者临床表现良好，可以治愈。恶性甲状腺 SFT 可能迅速增加并侵入周围组织，从而影响颈部器官的功能，并可能造成致命后果。因此，我们建议对良性的 SFT 进行适当的手术切除，然后进行长期和密切的随访。而对于恶性的进展较快的 SFT，姑息性手术治疗可缓解气道的压迫，然后辅助放化疗，对改善病人的预后可起到一定的作用。

（孙　威）

007　甲状腺转移性肾透明细胞癌一例

病例介绍

患者女性，44 岁。发现颈前肿物 1 个月，7 年前行肾癌根治术，术后病理诊断为肾透明细胞癌。

查体：颈前偏右可触及直径约为 2 cm 的质韧结节，颈前偏左可触及直径约为 3 cm 质韧结节，结节表面光滑，均无压痛，可随吞咽上下活动。

超声提示甲状腺左叶内可见数个混合性结节，以实性回声为主，其内可见彩色血流，大者约为 31.0 mm×22.0 mm，右叶内可见混合性结节，其内血流丰富，大者约为 23.0 mm×22.0 mm。甲状腺功能无异常。

行甲状腺双叶部分切除术，术中冰冻病理结果为甲状腺双叶结节性甲状腺肿，见多处透明细胞灶，结合肾脏手术病史，不除外肾透明细胞癌转移。术后常规病理及免疫组化结果为甲状腺转移性肾透明细胞癌。患者于甲状腺术后第 53 个月因甲状腺残余腺体恶性肿瘤复发行残余甲状腺全切除术，术后常规病理提示甲状腺转移性肾透明细胞癌。目前随访至甲状腺全切除术后第 55 个月，患者目前一般状态良好，无复发。

病例分析

甲状腺转移癌少见，约占甲状腺恶性肿瘤的 1.4%～3%，多见于女性，男女比例为 1∶1.4，患者平均年龄约为 62 岁。绝大部分患者起病隐匿，临床鉴别困难。无明显临床症状，大部分仅表现为无痛、可触及的甲状腺结节；当肿块较大时，可出现声音改变，喘鸣，呼吸困难，吞咽困难等症状。在影像学检查中（包括超声、CT 及碘 131 扫描等）很少有特征性表现：CT 和碘 131 扫描等常提示为甲状腺占位性病变；超声常提示为实性结节、低回声、边界不清、无钙化、血管增生，难以与甲状腺原发性肿瘤相鉴别。患者的甲状腺功能一般无异常。本病例的临床特点与文献报道相似。

影像学检查可明确病灶位置，但对鉴别诊断作用很小。目前超声引导下细针穿刺活检（US－FNAB）是术前诊断甲状腺转移性肾透明细胞癌的首选检查，如 FNAB 细胞学检查中出现细胞呈巢状或腺泡状排列，胞浆空亮透明，质密、黑核，异型性明显，间质小血管丰富，应高度怀疑甲状腺转移性肾透明细胞癌，但 FNAB 对甲状腺转移性肾透明细胞癌的诊断可产生 28.7% 的误诊率。肾透明细胞癌转移至甲状腺进展缓慢，从肾癌根治术后到发现甲状腺转移癌平均时间间隔为 5～10.3 年。因此，对于有肾癌病史患者新出现的甲状腺结节应注意是否为继发性肿瘤，对可疑患者手术时应重视术中冰冻病理结果。甲状腺透明细胞型滤泡癌存在与肾透明细胞癌相似的透明细胞，如 FNAB 检查或术中冰冻病理结果难以鉴别两者，术后常规病理进一步行免疫组织化学检查有助诊断，CD10 是鉴别甲状腺转移性肾透明细胞癌的首选抗体，而 Vinmentin、EMA 阳性及 TTF－1、Tg 阴性亦有助于鉴别。

甲状腺转移性肾透明细胞癌以手术治疗为主，但目前对手术切除范围仍有争议：部分学者认为，为减少局部复发率都应行甲状腺全切除术；而另有部分学者认为甲状腺转移性肾透明细胞癌应当根据患者甲状腺转移灶范围选择腺叶或全甲状腺切除术，全甲状腺切除及淋巴结清扫术并不能延长患者的生存期。尽管如此，但学者统一认为手术应注意肿瘤切除的彻底性。对于存在广泛转移无法手术患者，可以采用口服索拉菲尼等靶向药物治疗。

恶性肿瘤转移通常预后较差，但对于甲状腺转移性肾透明细胞癌，经手术完全切除转移病灶后可取得相对较好的预后。甲状腺转移性肾透明细胞癌术后平均生存时间为 5.2 年，5 年中位生存率达 30%～60%，而肾透明细胞癌转移至其他部位的平均生存时间仅为

1～2.3 年。目前所知影响甲状腺转移性肾透明细胞癌手术预后的因素最主要有两点：①预后情况与肾癌根治术后至甲状腺转移的时间间隔有关，间隔越长预后越好；②转移癌灶完全切除可延长患者的生存期。

病例点评

甲状腺转移性肾透明细胞癌临床罕见，术前诊断困难。该病术前诊断首选超声引导下细针穿刺活检，FNAB 细胞学检查（图 37）：细胞呈巢状或腺泡状排列，胞浆空亮透明，质密、黑核，异型性明显，间质小血管丰富，应高度怀疑甲状腺转移性肾透明细胞癌。对术前难以明确诊断的患者应注意术中病理及免疫组化检测的作用。

治疗上首选手术切除，手术彻底切除肿瘤可取得相对较好的预后。

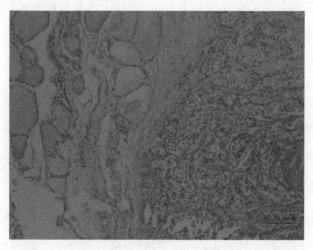

图 37　病理检查结果：癌细胞胞浆空亮透明，核深染，
异型性明显，间质小血管丰富（HE 染色×200）

（孙　涛）

85

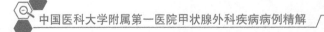

008 甲状腺低度恶性纤维黏液样肉瘤一例

病例介绍

患者男性，65 岁，因"发现颈前肿物半年"入院。无压气感及呼吸困难，无明显吞咽异物感及吞咽困难，无声音嘶哑。患者既往于外院有两次甲状腺手术史，分别于 15 年前和 1 年半前行甲状腺双叶次全切除术和甲状腺右叶次全切除术，术后病理不详。

查体：甲状腺左叶可触及一最大径约为 4.0 cm 的单发结节，质韧，表面光滑，边界清，无压痛，随吞咽上下移动，颈部未触及肿大淋巴结。

超声检查：甲状腺双叶多发结节伴液化及钙化，最大者位于左叶下极，大小为 33.8 mm×24.6 mm，轮廓清晰，其内回声不均匀，颈部未触及肿大淋巴结。术前未行甲状腺 CT 检查和穿刺病理学检查。甲状腺功能正常。患者左叶结节较大，且不能排除恶性可能性，要求行手术治疗。

术中发现甲状腺左叶明显增大，可触及多个实性质韧结节，大者位于下极，直径约为 4.0 cm，右叶下极可触及一个直径约为 2.0 cm 的实性质韧结节。首先行甲状腺左叶次全切除术，标本送术中病理学检查，结果为结节性甲状腺肿瘤恶变，遂行甲状腺左叶及峡部切除，右叶次全切除，中央区淋巴结清扫术。术后病理标本（图38）：肿物

笔记

大小约为 $3.0\,\text{cm} \times 3.0\,\text{cm}$，边界清楚，质地均匀，切面灰黄色，黏液胶冻样，无出血坏死，无明显包膜；镜下观察瘤组织由胶原样和黏液样区域交替分布混合组成，瘤细胞形态较一致，呈短梭形，在胶原样和黏液样区域移行区形成旋涡样结构；瘤组织内局部可见散在类圆形巨菊形团，菊形团中央为胶原纤维，周围环绕放射状排列的圆形或卵圆形细胞。免疫组织化学检查：波形蛋白、甲状腺转录因子、P53、细胞角蛋白、平滑肌肌动蛋白阳性，甲状腺球蛋白局灶阳性，Bcl-2局灶阳性，CD34血管阳性，细胞角蛋白-19、半乳凝集素-3、降钙素、CD99阴性。病理诊断：甲状腺伴有巨大胶原菊形团的低度恶性纤维黏液样肉瘤（low-grade fibromyxoid sarcoma, LGFMS），无淋巴结转移。患者术后接受颈前单野常规放疗，计划混合线照射，2 Gy/次，1次/天，总剂量为56 Gy。术后14个月，复查发现T10椎体转移，在外院手术切除转移病灶，未再接受任何辅助治疗，1年后病故。

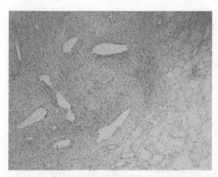 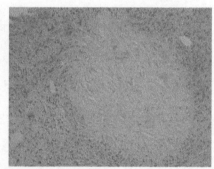

注：镜下观察瘤组织由胶原样和粘液样区域交替分布混合组成，瘤细胞形态较一致，呈短梭型，在胶原样和粘液样区域移行区形成旋涡状结构（HE染色×100）；瘤组织内局部可见散在类圆形巨菊形团，菊形团中央为胶原纤维，周围环绕圆形或卵圆形细胞，呈放射状排列（HE染色×200）

图38 病理学检查结果

病例分析

LGFMS是一种罕见的软组织肉瘤，由 Evans 于1987年首先发现并命名，故又称 Evans 瘤。黄照权等于 1998 年报道了国内首例 LGFMS。LGFMS 可发生于任何年龄，以中青年为主，男女发病率相等，好发于下肢及躯干，偶发于其他深部软组织。原发于甲状腺的 LGFMS 国内外仅有一例报道。影像学检查和细针穿刺细胞学检查对甲状腺 LGFMS 均无特异性，术前明确诊断比较困难。手术扩大切除是甲状腺 LGFMS 的最佳治疗方式，不需要常规行淋巴结清扫。放疗的疗效还不明确，本例患者术后立即接受放疗，仍发生远处转移，而 Merchant 等报道的患者第一次手术后发生局部复发，再次手术后行放疗，随访 8 个月，无复发和转移。目前无甲状腺 LGFMS 患者进行化疗的文献报道。

病例点评

①甲状腺 LGFMS 术前明确诊断比较困难，影像学检查和细针穿刺细胞学检查均无特异性。本例患者术前仅行甲状腺彩超检查评估甲状腺结节良恶性，因结节较大，且不能排除恶性可能性，要求行手术治疗。②本例患者术中在有效保护喉返神经的前提下，将左叶次全切除，待术中病理明确左叶结节为恶性肿瘤后，行甲状腺左叶及峡部切除，右叶次全切除及中央区淋巴结清扫术，手术方案合理、严谨和规范。③本例患者术后接受常规放疗，14 个月后仍发生远处转移，经再次手术 1 年后病故。可见，虽然文献报道 LGFMS 是一种低度恶性肿瘤，但仍具有复发和转移潜能，因此应长期密切随访，警惕肿瘤转移和复发。④放疗和化疗对甲状腺 LGFMS 的疗效还不明确。

（王　曼）

009 甲状腺未分化癌一例

病例介绍

患者男性，63 岁。意外发现颈部肿物 2 年，自觉逐渐增大 3 个月。无疼痛及声音嘶哑，时有饮水呛咳，略有压气感，无吞咽困难，稍有异物感。

查体：颈部可触及随吞咽活动肿物，约杏核大小，未触及肿大淋巴结，听诊未闻及血管杂音。

颈部超声：甲状腺左叶可见一大结节，范围约为 51.2 mm × 39.6 mm，混合性，内见强光点，其外侧偏下可见结节，范围约为 45.5 mm × 33.8 mm，混合性，网状，内见强光点，腺体后未见结节，CDFI 彩色血流未见血管扩张。左颈静脉血管内充满絮状高回声。超声提示甲状腺左叶结节液性变伴钙化，不除外有微钙化。左颈静脉内高回声，栓子？颈部血管 CTV：左侧甲状腺处见一低密度团块影，内可见多发线状高密度影，左侧颈静脉受压左移，左侧颈内外静脉管壁增厚，其内可见充盈缺损，未见造影剂充盈。提示左侧甲状腺占位病变伴左颈内外静脉栓塞。颈部 CT：左侧甲状腺处见一巨大低密度影，内可见分隔，大小为 6.2 cm × 3.2 cm，增强后边缘轻度强化，被膜欠清晰，气管受压右移（图 39）。血常规、肝肾功及甲状腺功能均正常。

全麻下行甲状腺全切除及颈淋巴结清扫术，术中见巨大原发灶，并侵及带状肌及左颈内静脉（图 40）。术后常规石蜡切片，见癌细胞呈巢状分布，核浆比例失调，胞核深染。免疫组织化学检查可见 Vimentin(+)、Bcl – 2(+)、Cyclin D1(+)，术后病理诊断为甲状腺未分化癌。术后行颈部外放射治疗及化学治疗，随访 26 个月患者去世。

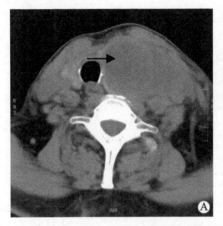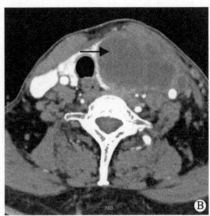

注：A. 平扫 CT，见左侧甲状腺巨大占位病变的低密度影（黑色箭头）；B. 增强 CT，增强后未见明显强化（黑色箭头）

图 39　颈部 CT 扫描结果

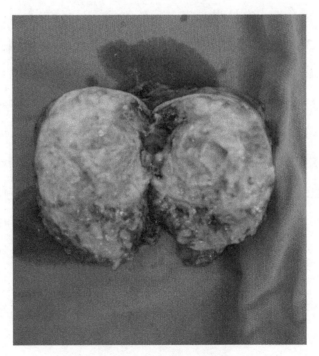

图 40　原发灶的剖面大体标本

病例分析

甲状腺未分化癌（anaplastic thyroid carcinoma，ATC）是恶性程度最高的甲状腺癌，也是预后最差的一种。ATC 发病率为 0.5～10/10 万，占全部甲状腺癌的 2%～3%，好发于 60 岁以上老年人。该病临床表现复杂多变，常具有以下特点：症状多样，一般为几种症状同时或相互交错出现，或以消化系统的某一症状为突出表现，如常伴有吞咽困难、声音嘶哑、呼吸不畅和颈区疼痛等症状；颈前常可触及板样硬肿物且发展迅速，边界不清，触诊活动度差或相对固定，为肿瘤广泛侵犯周围组织且与转移淋巴结相融合所致；早期即可发生淋巴道和血道的转移，转移常可见于肺、肝、肾及上纵隔等部位。本病例具有典型 ATC 临床特点。

ATC 影像学检查包括颈部超声、CT 或 MRI。超声检查可用于评估甲状腺结节及颈部淋巴结。MRI 或 CT 扫描在评估甲状腺原发病灶和排除转移方面具有价值。所有患者均需电子喉镜进行喉腔、气管及声带评估，包括评估声带是否受侵犯和声带的活动度。术前病理检测主要包括细针细胞学检查和粗针组织学活检。FNAC 实用性强，但与粗针活检相比，准确率低，且对 ATC 的诊断具有一定的局限性，故对于怀疑 ATC 的患者，粗针活检可能更适宜。组织学上 ATC 全部或部分由未分化细胞组成，形态学上表现形式多样，与其他甲状腺癌可有部分形态重叠，因此其鉴别诊断较困难。本例患者由于条件限制，术前仅行超声和 CT 检查，并未行粗针穿刺，术中及术后病理确诊为 ATC。

由于 ATC 侵袭性强、恶性程度高，单纯手术、放疗或化疗通常不能控制疾病进展，而且 ATC 失去摄碘能力，其生长也不受 TSH 的影响，导致放射性碘治疗以及抑制 TSH 的内分泌治疗均无效。目前对于 ATC 的治疗均在探索以局部治疗（手术、放疗）联合药物治疗（化疗、靶向治疗等其他生物治疗）的综合治疗策略。

美国甲状腺协会（ATA）指南建议，如果为病灶较局限及手术可达到 R1（镜检微小残余病灶）切除的 ATC 患者，应当考虑手术切除。对于伴有全身性疾病的患者，应当考虑姑息性的原发肿瘤切除，以防止气道或食管梗阻。放疗既能单一作为姑息治疗方式，也能在术前或术后辅助治疗，对于达到 R0（没有残余病灶）或 R1 手术切除的病人，及无法手术切除或伴有远处转移需姑息治疗的患者，建议采用辅助体外放疗（EBRT）或调强放疗（IMRT）的治疗方式。另外，ATA 指南建议对于状况良好的 ATC 患者可采用放疗联合化疗，达到局部控制肿瘤和延长部分患者生存时间的目的。分子靶向治疗对于 ATC 治疗的研究也已取得了一定进展，目前治疗 ATC 较好的靶向方法是抗血管生成药物治疗。

病例点评

ATC 临床罕见，术前诊断困难，其诊断包括颈部超声、CT 或 MRI。高分辨率的超声检查可提供对甲状腺癌的快速评价、中央区及周围淋巴结的侵及情况，还有助于气道通畅度的评估。MRI 或 CT 扫描在评估甲状腺原发病灶和排除转移方面具有价值。术前粗针组织学活检较细针细胞学检查准确率高。对 ATC 的治疗首选手术切除，根治性彻底切除是延长生存的关键，术后可结合放射治疗及化学治疗等辅助治疗，但疗效需要进一步探讨。

（秦　元）

010　原发性甲状腺恶性淋巴瘤一例

病例介绍

患者女性，62 岁。无意中发现颈部肿物 4 个月，进行性增大 1 个月，近 1 个月自觉呼吸困难，吞咽费力，伴有声音嘶哑及饮水呛咳，近期体重下降约 5 kg。既往曾患桥本病甲状腺功能减退，每日口服优甲乐 50 μg。

查体：甲状腺整体弥漫性肿大，无压痛，活动度差，双侧颈部可触及多发肿大淋巴结，大者位于右侧胸锁乳突肌外缘，直径约 2 cm，活动度可，无压痛。

颈部超声（图 41）：甲状腺整体弥漫性病变，变形，不均匀，内呈网状，可见条索样强回声，未见血流扩张，外周可见低回声，包绕甲状腺，腺体后方回声增强，腺体活动度小于 3 mm，双侧颈部可见多发肿大淋巴结，低回声，超声结构正常。电子喉镜：右侧声带旁正中位固定。颈部增强 CT（图 42）：双侧甲状腺弥漫性肿大，平扫 CT 值 30 HU，增强后可见轻度强化改变，左侧见斑片状低密度影，CT 值 17 HU，增强后无强化改变，腺体周围组织界限不清，气管起始部受压变窄，依次侵及气管、食管、胸锁乳突肌、颈前肌群，包绕颈总动脉及颈内静脉，累及颈内静脉后方淋巴结。术前化验检查：甲状腺球蛋白抗体（TGAb）652 IU/ml、甲状腺过氧化酶抗体（TPOAb）大于 1000 IU/ml、促甲状腺激素（TSH）10.35 mIU/L。

治疗经过：患者入院后行甲状腺穿刺活检，等待病理结果期

93

间，呼吸困难进行性加重，遂急诊手术，术中见颈前肌肉受侵水肿严重，双叶腺体弥漫性肿大，质脆，基本固定，无法活动，已侵及双侧颈总动静脉，将甲状腺峡部腺体切除部分送检，行气管切开缓解气道压迫。术后病理回报：弥漫性大 B 细胞淋巴瘤。免疫组化：B2 EMA（−）、CK（−）、Vimentin（＋）、TTF−1（−）、CD3（＋）、CD20（＋）、Pax−5（＋）、Ki−67（70%）、CD30（−）、CD68（＋）、CD10（−）、Bcl−2（＋）、Bcl−6（＋）、CD15（−）、CD21（＋）。后患者转入肿瘤内科继续治疗。

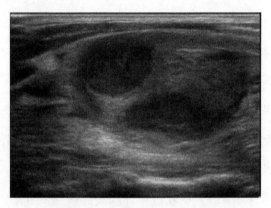

注：甲状腺内多个低回声区，粗糙不均匀，内血流信号不丰富，腺体内可见条索状强回声，后方回声明显增强

图 41　颈部彩超检查结果

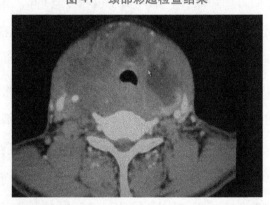

注：弥漫增大的肿物呈低密度，明显低于肌肉组织，后方可见明显增强的条索样区域，与周围组织间隙不清，侵及气管、食管、胸锁乳突肌、颈前肌群，包绕颈总动脉及颈内静脉，累及颈内静脉后方淋巴结

图 42　颈部 CT 检查结果

🔬 病例分析

原发性甲状腺恶性淋巴瘤（primary thyroid malignant lymphoma，PTML）是指原发于甲状腺内淋巴组织的恶性肿瘤，其发病率占所有甲状腺恶性肿瘤的1%~5%，占结外淋巴瘤的1%~3%。PTML的组织学亚型主要有弥漫性大B细胞淋巴瘤（diffuse large B-cell lymphoma，DLBCL）、黏膜相关淋巴样组织淋巴瘤（mucosa-associated lymphoid tissue，MALT）、结外边缘区B细胞淋巴瘤（marginal zone B-cell lymphoma，MZBL）、滤泡性淋巴瘤（follicular lymphoma，FL），DLBCL最具侵袭性，而MALT呈低级别惰性。约80%的PTML合并桥本甲状腺炎（Hashimoto thyroiditis，HT），HT演变为恶性淋巴瘤约需要9~10年。PTML发病机制尚不清楚，目前多认为PTML是由慢性的抗原或炎症刺激激活B细胞分泌自身抗体，致使黏膜相关性淋巴组织反应性增生，继而发生淋巴细胞克隆性增生而导致的疾病。其分期参照1971年Ann Arbor会议淋巴瘤分期标准，可分为以下4期，①ⅠE：伴或不伴周围软组织侵犯；②ⅡE：侵及同侧纵隔淋巴结；③ⅢE：侵及纵隔两侧淋巴结和/或脾；④ⅣE：播散至其他结外部位。

PTML多发于50~80岁女性，男女发病比为1:3~5，常合并桥本病，常侵犯、推移或压迫喉咽部、气管、食管及同侧胸锁乳突肌，典型的临床表现为短期快速增大的颈部肿块，可伴声音嘶哑、呼吸和吞咽困难。本例患者具备典型PTML临床特点。

PTML的影像学检查主要是颈部彩超和增强CT，其余如ECT、MRI及氟脱氧葡萄糖-正电子发射断层扫描（FDG-PET）缺乏特征性表现，临床应用较少。颈部彩超具有以下相对典型特征：

笔记

①PTML 的病理组成淋巴细胞丰富，因此反射和吸收超声波的纤维结构罕见，血流不丰富，超声波容易穿过病灶而导致后方回声增强；②由于 HT 的存在，尽管正常残余甲状腺组织亦呈现低回声，仍与 PTML 存在较清晰的界限，表现为条索样改变；③PTML 的病灶中钙化不常见且不存在液化；④受累淋巴结与病灶表现类似。颈部 CT 具有以下典型特征：①侵及单侧或双侧腺叶，质地较均匀，平扫密度低于附近肌肉组织，增强后略有强化，但仍低于或接近肌肉组织，钙化及坏死少见；②增强扫描后肿物边缘或内部可见明显强化的条索状区域，病理学为受挤压的正常甲状腺组织或桥本甲状腺炎，与不强化的肿瘤组织形成对比；③受累淋巴结密度常接近或低于周围软组织，质地均匀，强化不明显，钙化及液化少见；④颈部增强 CT 常规扫描范围包括上纵隔，能清楚显示上纵隔淋巴结及周围组织受累情况，对 PTML 临床分期和评估预后具有重要意义。本例患者术前彩超及增强 CT 表现符合上述典型特征。

FNA 对 PTML 术前诊断价值有限，单独的 FNA 能诊断出高级别的淋巴瘤，但如果是低级别的 MALT，则与桥本病鉴别极其困难。足够的样本量、彩超引导下多点穿刺将是提高诊断准确性的关键，辅助技术（如免疫组化染色和分子生物学技术及流式细胞仪）能增加 FNA 诊断的精确度。当 FNA 结果并不是结论性或 FNA 诊断十分困难时（如鉴别 PTML 与 HT 方面），手术活检是确诊的关键，以取得确切的诊断及获得 PTML 的组织学亚型与级别，从而决定治疗方案或提示预后。本例患者超声引导下穿刺结果未能明确诊断，最终凭借术中、术后病理结合免疫组化方法确定诊断及组织学亚型。

对于 PTML 手术治疗的作用仍存在较大争议，有学者认为甲状腺切除术仅可使 I 期的患者获益，如特定类型的患者（局限于甲状腺内的 MALT，I 期），也有学者认为手术并不能使患者生存获益，

笔记

反而可能带来潜在并发症。目前手术主要用于姑息切除，明确病理诊断同时解除气管压迫症状，以及作为非手术治疗反应不敏感患者的治疗备选方案。本例患者最终采取姑息切除部分组织，明确病理诊断及组织学亚型，行气管切开为后续治疗争取时间。

PTML 对于放疗及化疗均较敏感。放疗能获得肿瘤的局部控制，放疗范围包括颈部和上纵隔，治疗剂量低于头颈部鳞癌。化疗可控制肿瘤的远处播散，经典方案为 CVP 和 CHOP，可使大多数患者快速获益。对于惰性/低度恶性 PTML，Ⅰ期采用体外放疗局限，Ⅱ期采用放疗联合 CVP 化疗，发生播散的Ⅱ~Ⅳ期，尤其是未经过治疗的患者，可使用磷酸氟达拉滨（Fludara）作为一线用药单独使用或联合化疗；对于侵袭性和复发性 PTML，CHOP 是当前最常用的化疗方案，辅以局部放疗；此外单克隆抗体及放射免疫疗法（RIT）已被越来越多地用于复发及顽固淋巴瘤的靶向治疗。利妥昔单抗（Rituxmiab，美罗华）作为被美国 FDA 批准上市的第 1 个针对 B 淋巴细胞表面抗原 CD20 的基因工程人/鼠嵌合单克隆抗体，对于初治和复发的非霍奇金淋巴瘤（NHL）同样有效，其与化疗联合具有明显的协同效应，可明显提高疗效，且毒副作用无明显增加。RIT 现已有 ^{90}Y – ibritumomab tiuxetan（Zevalin^{TM}）和 ^{131}I – tositu – momab（Bexxar）通过 FDA 批准，两者均利用 CD20 单克隆抗体对 B 细胞淋巴瘤进行安全有效的靶向放疗。本例患者最终转至肿瘤内科制定后续系统放化疗方案。

病例点评

PTML 临床罕见，因对该病认识不足，临床上容易与桥本甲状腺炎混淆误诊导致错失治疗时机。结合该疾病症状特点及病史，仔细评估患者颈部超声、颈部 CT、化验检查，不难做出原发性甲状腺恶性淋巴瘤的推断，完善穿刺活检细胞学结合免疫组化可进一步证实诊断及组织分型。

治疗上外科手术并非首选，手术切除对其疗效有限，其主要目的是获取组织进行病理诊断及解除肿瘤对气管的压迫。放疗、化疗、单克隆抗体及放射免疫疗法的多种方案综合治疗能取得显著的疗效和预后。

（张大林）

011　原发性甲状旁腺功能亢进并发高钙危象一例

病例介绍

患者男性，54 岁，以 "食欲不振，乏力 2 周，加重 3 天" 为主诉入院。患者 2 周前无明显诱因出现食欲不振，偶有恶心呕吐，意识清楚，精神状态欠佳，常感乏力，近 3 天加重。既往泌尿系结石病史。一般查体未见明确异常。

专科查体：颈部对称，气管居中，颈部未触及明确肿物，未触及肿大淋巴结，听诊未闻及血管杂音。

颈部超声：甲状腺右叶中下极后方见 18.4 mm × 14.1 mm 的肿物，稍低回声，形态规整，边界清晰，与甲状腺紧邻，血流丰富。

提示甲状腺右叶中下极后方肿物，考虑为甲状旁腺来源。颈部增强CT：甲状腺右叶中下极后方可见一类圆形稍低密度影，与甲状腺右叶下极分界尚清楚，CT为值25~35 HU，增强后病灶明显强化，强化程度稍高于甲状腺，CT为值110~140 HU（图43）。提示甲状腺右叶中下极后方占位性病变，甲状旁腺肿瘤可能性大。放射性核素显像检查^{(99 m}Tc - MIBI)：右侧下位甲状旁腺显像剂增浓，甲状旁腺高功能病变不除外（图44）。

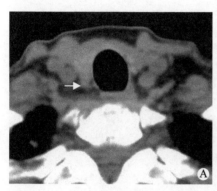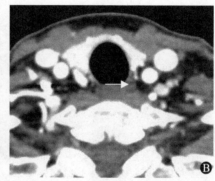

注：A. 平扫CT，见甲状腺右叶下极低密度影（白色箭头）；B. 增强CT，增强后明显强化（白色箭头）

图43　颈部增强CT检查结果

诊疗经过：入院后收入内分泌科，完善相关检查。结果回报血清钙3.31 mmol/L，甲状旁腺激素25.2 mmol/L，其他化验检查未见明确异常。心电图检查未见明确异常。诊断为甲状旁腺功能亢进、高钙血症。给予补液、利尿、降钙素治疗，症状及血钙水平未见明显变化。入院第3天患者四肢无力及恶心呕吐症状加重，自诉头晕，精神烦躁，问话可答，偶有词不达意现象。复查血清钙3.63 mmol/L，其他化验检查未见明确异常。心电图检查未见明确异常。考虑为甲状旁腺功能亢进并发高钙危象，急诊转入外科治疗。

急诊全麻下手术探查，术中见肿物位于甲状腺右叶下极后方，卵圆形，与周围界限清楚，长径约2 cm，实性，质软、脆，钳夹易出血。行右侧下位甲状旁腺肿物切除术，切除肿物 5 min 后检测血清 PTH 为 6.7 mmol/L，术中冰冻病理："考虑为甲状旁腺腺瘤"。术后病理：甲状旁腺腺瘤。术后恢复良好，四肢无力及恶心呕吐症状明显缓解，无声音嘶哑及手足麻木抽搐等症状。术后第 1 天血清甲状旁腺激素 5.72 mmol/L，血钙 2.43 mmol/L，无手术麻木抽搐症状。术后随访半年，血钙维持正常水平。

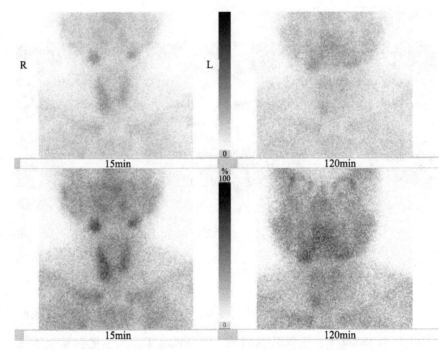

注：右侧下位甲状旁腺显像剂增浓，甲状旁腺高功能病变不除外

图 44　放射性核素显像检查结果

病例分析

原 发 性 甲 状 旁 腺 功 能 亢 进 症 并 发 高 钙 危 象（primary hyperparathyroidism – induced hypercalcemic crisis，PHIHC）是一种少见的临床危重急症，一般是指甲状旁腺功能亢进导致的血钙

≥3.5 mmol/L，出现一系列临床症状并威胁生命的急症。该病临床表现复杂多变、缺乏特异性、体征隐蔽，常致误诊漏诊。部分患者血钙并非持续性升高，常需多次采血化验，以免漏诊。对于原发性甲状旁腺功能亢进症患者，一旦发生频繁呕吐等消化道症状，应警惕高钙危象的发生并给予及时处置。加强对该病的认识，快速及时地发现病情并确定诊断是有效治疗的关键。本病例的临床特点与文献报道相似。

内科治疗 PHIHC 的目的是降低血钙浓度，一般是患者等待定位诊断过程中的应急对症处置。一方面应评估心、肾功能，同时大量补液，补充血容量，稀释血钙，另一方面通过利尿来促进肾脏钙的排泄。条件允许的情况下应用降钙素治疗。

定位诊断对 PHIHC 具有极其重要的意义，可减少手术的盲目性、缩小探查范围、节省手术时间、减少并发症发生、提高手术成功率。目前主要应用超声、颈部增强 CT、甲状旁腺 ECT 来进行定位诊断，每种检查所得到的定位阳性率均较高，若任意 2 种检查的定位诊断一致，则可基本确定其定位。

甲状旁腺双侧探查术曾是治疗 PHIHC 的标准术式。但 PHIHC 多由单发病变引起，对于良性病变，手术切除功能亢进的甲状旁腺即可治愈，盲目扩大探查范围并无必要，尤其是对于异位的甲状旁腺，常规双侧探查费时费力，极易遗漏。术中切除病灶 10 min 后，应采血检测甲状旁腺素。水平下降超过术前的 50% 提示手术成功，反之则可能有病灶遗漏，应继续探查双侧甲状旁腺。术后 6 个月内血钙维持正常范围提示手术成功，高于正常范围提示病灶遗漏或者复发。需要指出的是术后甲状旁腺素高于正常范围并不意味着手术失败，但若甲状旁腺激素出现了持续的进行性升高则提示病变复发。

笔记

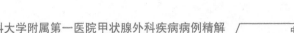

病例点评

PHIHC 一旦发生，病情十分凶险，进展极快。加强对 PHIHC 的认识是至关重要的。对于急性起病，出现胃肠道、精神症状且血钙高的患者，应积极寻找病因，考虑甲状旁腺腺瘤引起的高钙血症的可能，应以最短时间完善定位诊断相关的检查，为及早手术治疗创造有利条件。对非手术疗法效果不佳或已完成定性定位诊断的患者，应果断施行急诊手术。手术是挽救患者生命、治愈疾病的唯一手段，任何拖延都是不可取的。如内科保守治疗的时间过长，错过最佳手术时机，常因多器官功能衰竭而死亡。术后需定期监测血钙及血清甲状旁腺激素，若出现血清甲状旁腺激素的持续进行性升高，则提示可能存在复发，需积极处理。

（王志宏）

012 甲状旁腺癌一例

病例介绍

患者女性，63 岁，以"恶心呕吐伴骨关节疼痛 2 个月，加重 2 天"为主诉入院。患者 2 个月前出现恶心呕吐伴全身骨关节疼痛症状，近 2 天明显加重，就诊于急诊。患者自觉疲乏无力，恶心，呕吐胃内容物。意识尚清楚，精神状态欠佳。既往有前臂骨折及肾结石病史。

入院后完善相关检查，回报：血清钙 3.92 mmol/L，甲状旁腺激素 148.5 pmol/L，血清碱性磷酸酶 865 U/L。予以对症补液、利尿等降钙治疗。

颈部彩超：甲状腺左叶腺体后方可见 32.2 mm × 28.6 mm 的肿物，呈稍高回声，形态欠规整，边界欠清晰，与甲状腺左叶下极关系不清。颈部增强 CT：甲状腺左叶中下极后方可见一类圆形肿物，长径约为 3 cm，与甲状腺左叶下极关系不清，CT 值为 55 ~ 65 HU，增强后病灶明显强化，强化程度稍低于甲状腺，CT 值为 110 ~ 130 HU（图 45），提示甲状旁腺来源肿物可能性大，不除外恶性。放射性核素显像检查（^{99m}Tc – MIBI）提示：左侧下位甲状旁腺显像呈阳性改变（图 46）。诊断为甲状旁腺功能亢进、甲状旁腺肿物（恶性不除外）、高钙血症。行急诊手术治疗。

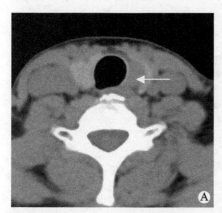 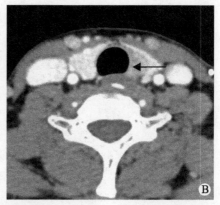

注：A. 平扫 CT，见甲状腺右叶下极低密度影（白色箭头）；B. 增强 CT，增强后明显强化（黑色箭头）

图 45　颈部增强 CT 扫描结果

急诊全麻下手术探查，术中见肿物位于甲状腺左叶下极后方，长径约 3 cm，侵及甲状腺左叶，与左侧喉返神经及食道壁粘连。钝性锐性结合，将肿物与喉返神经和食道分离，完整将甲状旁腺肿物连同受侵之甲状腺左叶及峡部整块切除，同时切除同侧中央区淋巴结。解剖肿物：实性，质韧，剖面见灰黄褐色，呈分叶状。术中冰冻病理回报：考虑为甲状旁腺恶性肿瘤。术后病理：肿物包膜不完整，局部侵及被膜血管，免疫组织化学检查可见 CK（＋）、KI67（＋）、CgA（＋）、p53（＋），诊断为甲状旁腺癌。术后恢复良好，血清甲状旁腺激素于术后第 4 天降至正常范围，血钙降至 2.23 mmol/L，无声音嘶哑，偶有手足麻木症状。患者消化道症状改善明显，体重明显增加，骨关节疼痛症状消失。患者术后未行放、化疗等辅助治疗。随访 6 个月，患者血钙、血甲状旁腺素及碱性磷酸酶均在正常范围，未见癌肿复发及远处转移。

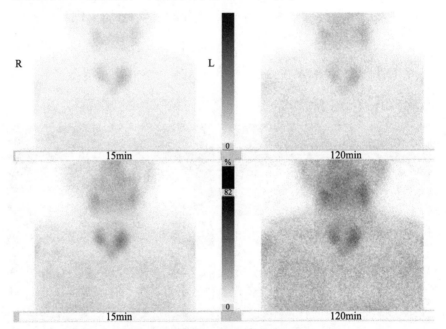

注：提示左侧下位甲状旁腺显像呈阳性改变

图 46   放射性核素显像检查结果

病例分析

甲状旁腺癌是一种罕见的内分泌恶性肿瘤。原发性甲状旁腺功能亢进症患者中，甲状旁腺癌的发生率不到 1%。而甲状旁腺功能亢进引起高钙危象的患者中甲状旁腺癌的发病率明显升高，可高达

笔记

5%~8.5%，应引起临床医生的高度重视。由于甲状旁腺癌大量分泌甲状旁腺素，甲状旁腺功能亢进是其主要临床表现，但往往更严重、更复杂。肾脏系统的表现为泌尿系结石，严重者出现肾功能衰竭。骨骼系统的表现为骨软化及畸形，病理性骨折，指骨骨膜下骨吸收是最具特征的表现。消化系统症状为恶心、呕吐、腹痛，严重者出现消化道溃疡、胰腺炎、患者严重消瘦。部分患者可出现肿瘤局部侵袭症状，如声音嘶哑等。

如患者术前血清甲状旁腺素水平已高于正常数倍，查体可触及颈部包块或出现声音嘶哑等肿瘤局部侵袭症状，结合影像学检查可考虑恶性的可能。由于术中病理难以确切诊断甲状旁腺癌，当术中发现肿瘤直径较大，颜色灰白，质地硬，或与周围组织粘连浸润界限不清等情况时，可高度怀疑其为恶性。

甲状旁腺癌对传统放疗、化疗均不敏感，故应行根治手术，切除范围应包括癌肿及其浸润的组织、甲状腺患侧腺叶及峡部、中央区淋巴结。手术应小心仔细做到整块切除，切勿碰破肿物包膜而造成种植播散。初次手术对预后有着至关重要的影响。

📋 病例点评

甲状旁腺癌的预后主要取决于对该病的正确认识，早期发现并行正确的手术治疗可明显改善预后。甲状旁腺癌对放疗及化疗不敏感，因此手术仍是治疗及防止复发的主要方式。对于术中病理难以确定，但又存在明显恶性生物学行为的甲状旁腺肿物，应采取积极的态度，在家属知情同意的情况下，可按照恶性肿物处理，避免二次手术。

（王志宏）

013 无症状原发性甲状旁腺功能亢进症一例

病例介绍

　　患者女性，48 岁。体检时彩超检查发现甲状旁腺肿物 1 个月，无压气感，无声音嘶哑，无饮水呛咳，无骨痛及四肢关节痛，无恶心、厌食消瘦等症状，无血尿、腰痛等泌尿系统结石病史，无腹痛等消化系统结石病史。

　　查体：颈部对称，双侧甲状腺正常，未触及明确肿物，双颈部未触及肿大淋巴结。颈部彩超：甲状腺右叶腺体下极背侧实性肿物，大小约为 1.5 cm×1 cm×1 cm，血流丰富，考虑甲状旁腺腺瘤。甲状旁腺显像（ECT）：甲状腺右叶下极位置15 min、120 min 时均可见显像增浓区。颈部增强 CT：甲状腺右叶腺体下极后方不规则软组织影，密度欠均匀，平扫 CT 值为 44 HU～46 HU，增强后不均匀强化，76～130 HU，甲状腺双叶腺体大小密度正常。化验检查，血清钙：2.77 mmol/L（2.17～2.57），血清甲状旁腺激素：15.27 pmol/L（0.66～12）。

　　诊疗经过：患者术前定性、定位诊断明确，入院完善术前检查拟手术治疗，腹部彩超未见肝、胆、胰及双肾输尿管膀胱结石，L2～L4 腰椎骨密度测定提示骨量减少。化验检查：复查血钙及甲状旁腺激素仍存在同步升高，血磷及肌酐正常，维生素 D 正常，

ALP 稍异常为 58 U/L（10～47），24 小时尿钙、尿磷未测定。全麻下行右下位甲状旁腺肿物切除术，术中见右叶腺体下极背侧直径约 1.5 cm 实性肿物，与甲状腺界限清晰。病理结果：符合甲状旁腺腺瘤。免疫组化结果：TG（－），TTF－1（－），CT（弱＋），Syn（＋），Ki－67＜5%（＋）。术后第 1 日血钙及甲状旁腺激素均降至正常范围，术后 1 月随访复查血钙及甲状旁腺激素均正常。

病例分析

原发性甲状旁腺功能亢进症（primary hyperparathyroidism，PHPT）是指由于甲状旁腺本身病变（肿瘤、增生或癌）引起的合成及分泌过多的甲状旁腺激素（PTH），导致钙、磷代谢紊乱并累及多个器官系统的内分泌疾病。女性发病多见，临床表现各异、轻重不一，典型者包括骨骼、泌尿、神经肌肉及胃肠道系统的特征性症状和体征，而无症状 PHPT 是指缺乏上述典型临床表现者。近年来，欧美国家广泛应用血钙水平进行筛查后，无症状 PHPT 占全部 PHPT 的比例由 18% 上升至 80%，而我国仍以经典型 PHPT 为主。本例患者并未出现任何 PHPT 的典型临床表现，术前仅仅表现为轻度血钙及血清甲状旁腺激素同步升高，但骨密度测定存在骨量减少，肝功能略有改变，因此不能忽视无症状型 PHPT 的存在。

PHPT 的影像学检查常规包括颈部彩超，颈部增强 CT 及甲状旁腺显像（^{99m}Tc－MIBI）。彩超安全快捷方便，无创伤、无辐射，但易被甲状腺结节混淆，对操作者要求较高，且对于胸骨后、食管前后的异位甲状旁腺敏感性较差，不能监测到直径小于 5 mm 的病灶。增强 CT 能够与彩超相辅相成，对较小病灶及异位旁腺有较好的判断，同时能够为术者提供肿物与周围喉返神经等解剖关系便于手术操作规避风险。^{99m}Tc – MIBI 属于功能性检查，敏感性可达 80% 以上，对于多病变的甲状旁腺腺体和异位病灶有重要提示作用。对于一些上述影像阴性而定性诊断明确的患者，^{131}I 和 ^{99m}Tc – MIBI 减影技术及 SPECT – CT 融合技术可能会更准确定位，为手术治疗提供帮助。本例患者术前彩超、CT 及甲状旁腺显像（ECT）均明确定位为右侧甲状腺下极下方单个腺体病变。

PHPT 实验室检查常表现为高 PTH、高血钙、低血磷、高碱性磷酸酶、高尿钙磷等，一部分无症状 PHPT 患者可能出现部分实验室检查异常，甚至可表现为血钙或甲状旁腺激素正常。本例患者血钙及甲状旁腺激素同步轻度升高，血磷正常，肌酐正常，维生素 D 正常，轻度碱性磷酸酶改变。其他辅助检查包括消化系统和泌尿系统结石的排除及骨密度测定，本例患者无结石形成，但腰椎骨密度已有骨量减少。

PHPT 的治疗以手术为主，2016 年美国内分泌外科医师协会《原发性甲状旁腺功能亢进症管理指南》推荐，与长期随访观察、内科药物治疗相比，手术治疗更有效、疗效更好、性价比更高。手术指征包括：①所有有症状的 PHPT 患者；②无论是否存在客观症状，血清钙水平 > 正常值（0.25 mmol/L）；③如存在累及肾脏的客观证据，包括肾脏影像学检查证实的无症状性肾结石、肾脏钙质沉积及尿钙水平升高（24 h 尿钙 > 10 mmol）合并高结石风险或肾脏功能损伤（肾小球滤过率 < 60 ml/min）；④合并骨质疏松、脆性骨折或者影像学检查提示锥体压缩性骨折的 PHPT 患者；⑤年龄 < 50 岁的 PHPT 患者，无论是否存在主客观疾病特征；⑥如果存在支持甲状旁腺癌的临床或实验室检查证据；⑦对于不能或不愿定期随访的 PHPT 患者；⑧PHPT 患者如发生神经认知和（或）精神症状；⑨对于合并心血管疾病的 PHPT 患者；⑩对于合并肌无力、睡眠异

常等不典型症状的 PHPT 患者；⑪对于合并胃食管反流、肌肉疼痛等不典型症状的 PHPT 患者。对于临床或影像学诊断的单发甲状旁腺腺瘤患者，微创甲状旁腺切除术（MIP）为首选手术方案；对于多腺体病变（MGD），双侧颈部探查（BNE）结合术中快速 PTH 测定可能更有意义。

对于达到手术标准的无症状 PHPT 患者需行甲状旁腺手术。对于未达到手术标准的患者规定了明确的随访标准，如每年测定一次血清钙，每年测定一次血肌酐和每 1～2 年测定至少 3 个部位的骨密度等。对于未达到手术标准且无法完成随访或无法耐受手术的患者也可尝试采用药物保守治疗：①双磷酸盐，能够显著抑制高骨转换，如阿伦磷酸盐等；②雌激素替代治疗；③选择性雌激素受体调节剂，如雷洛昔芬等；④拟钙剂，可激活钙敏感受体（CaSR）从而抑制 PTH 分泌和基因转录，如盐酸西那卡塞等。

病例点评

PHPT 为临床少见病例，由于未进行血钙筛查，我国无症状 PHPT 占比仍较低。临床医师对该类疾病特点认识不足，容易引起忽视误诊。无症状 PHPT 的诊断和治疗策略与典型 PHPT 无明显差别，需要引起重视的是，即使没有典型症状，也很有可能导致肝脏、肾脏和骨骼的不可逆性损伤，而且很难完成长期监测随访。因此，除了不能耐受手术患者，建议积极手术治疗。借助于近年来飞速发展的影像学检查手段能够精确定位甲状旁腺病变，微创甲状旁腺切除术（MIP）逐渐替代双侧颈部探查（BNE）成为首选手术方案。

（张大林）

014. 胰腺炎为首发症状的甲状旁腺功能亢进一例

病例介绍

　　患者男性，39 岁，因"上腹部剧痛伴恶心，呕吐胃内容物 1 天"来诊。患者 1 天前无明显诱因出现左上腹持续性疼痛，进食后加重，向左肩放射。同时伴恶心，呕吐，呕吐物为胃内容物，可排气排便。体温最高为 38.6 ℃。查体：腹略胀，左上腹压痛，无反跳痛及肌紧张，未触及明确包块，移动性浊音（ - ），肠鸣音弱。辅助检查，血淀粉酶：307 U/L，血脂肪酶：1124 U/L，尿淀粉酶：798 U/L，白细胞：18×10^9/L，血钙：3.6 mmol/L，甲状旁腺素（PTH）：189 pmol/L。腹部 CT：胰腺弥漫肿胀和胰周渗出等急性胰腺炎特征（图 47）。颈部增强 CT 和甲状旁腺 ECT 均可见甲状腺右叶下极下方的甲状旁腺病变，直径约 2.5 cm（图 48、图 49）。给予对症处理后行急诊手术，于甲状腺右叶后下方气管食管沟内可见直径约 2.5 cm 实性质韧结节，将其完整切除，术中病理回报：甲状旁腺腺瘤。该腺瘤切除后 5 min 再次检测 PTH 为 32.5 pmol/L，说明甲状旁腺高功能腺瘤已被切除。术后第一日血钙及 PTH 快速下降至正常。术后 5 天，口服钙剂可维持无手足麻木，胰腺炎症状明显得到控制。出院后 3 个月复查：血钙与 PTH 均在正常范围内，胰腺炎未出现复发。

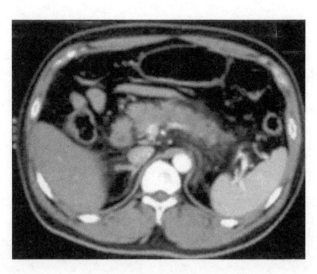

图 47　急性胰腺炎腹部 CT 检查结果

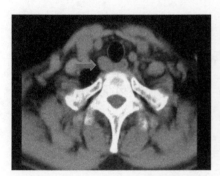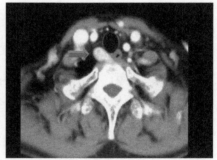

图 48　甲状旁腺增强 CT 检查结果

病例分析

1947 年 Martin 等首次报道了以胰腺炎为首发症状的原发性甲状旁腺功能亢进症（PHPT）的发病机制。文献报道，PHPT 并发胰腺炎的比例为 1.5%～12.0%，相对风险是普通人群的 28 倍，无明显性别、年龄特征。

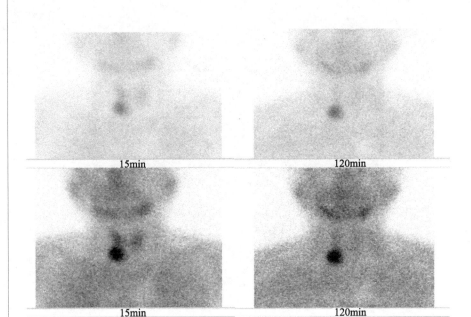

图 49　甲状旁腺 ECT 检查结果

　　以胰腺炎为首发症状的 PHPT 患者无胆石症和暴饮暴食等诱发胰腺炎的因素。目前认为 PHPT 所致的高钙血症与胰腺炎的发生有直接的因果关系，其可能的机制为：①高钙血症可促进胰蛋白酶原活化而导致胰腺的自身消化，引起急性胰腺炎；②高钙血症容易形成胰腺结石而导致胰管阻塞，引起急性、慢性或复发性胰腺炎；③遗传因素如 *SPINK1* 和 *CFTR* 等胰腺炎易感基因突变导致 PHPT 患者更易于发生急性胰腺炎；④血 PTH 升高对胰腺有直接毒性作用，可引起胰腺腺泡组织的损伤而引起胰腺炎。

　　以胰腺炎为首发症状的 PHPT 有以下临床特点：①起病急，高钙危象出现快，病情危重，若不及时诊治可危及患者生命；②血钙水平持续异常增高，常达到高钙危象的诊断标准。

　　在导致胰腺炎的诸多病因中，以胆石症、暴饮暴食和高脂血症常见，PHPT 相关高钙血症是其罕见病因。由 PHPT 诱发的胰腺炎在诊治初期，病因往往容易被忽视，导致漏诊或误诊，死亡率升高。急性胰腺炎患者常常由于脂肪酸释放后与钙离子发生皂化反应，使血钙明显降低，但本例患者血钙持续升高，应考虑存在PHPT的可能，需通过常规PHPT定性和定位检查明确诊断，减少误诊误治。血PTH和血钙升高是主要的定性诊断指标。定位诊断目前常用超声、CT或^{99m}Tc-MIBI核素显像。一旦确诊PHPT并发胰腺炎，可先给予大量输液、利尿剂、降钙素或CRRT等治疗纠正高钙血症，如血钙下降明显，胰腺炎症状能够有效控制，可在恢复期手术切除甲状旁腺病变。相反，对血钙降低不明显，胰腺炎症状无明显好转或出现高钙危象的患者，应积极进行外科手术治疗，原因在于甲状旁腺病变切除后能有效改善胰腺的炎性病变并防止其复发，同时还可避免严重高钙血症所带来的致命危险。

病例点评

以胰腺炎为首发症状的PHPT临床罕见，关键在于准确诊断和及时处理。要点包括：①胰腺炎，尤其是急性胰腺炎，由于大量脂肪酸释放后与钙离子发生皂化反应，血钙大多降低，重症胰腺炎时血钙降低更明显，对于病因不明的胰腺炎，如果血钙增高或发病时正常而治疗过程中血钙逐渐增高，要警惕存在PHPT的可能；②对于已经明确的PHPT并发胰腺炎后，应在积极给予对症治疗的同时，对病变进行定位，定位后积极手术干预，可缓解胰腺炎病情，提高患者存活率。

（贺　亮）

015 无功能性甲状旁腺囊肿一例

病例介绍

患者女性，60岁，"超声检查发现颈部肿物1周"来诊。无压气感及呼吸困难，无吞咽异物感及吞咽困难，无声音嘶哑。

查体：颈部对称，未触及明确肿物，未触及肿大淋巴结，听诊未闻及血管杂音。

颈部超声：甲状腺右叶下极下方见31.2 mm×22.8 mm无回声，壁光滑，内清晰，无分隔，与甲状腺紧连，内未见血流。提示甲状腺右叶下极囊性回声，不除外甲状旁腺来源。颈部增强CT：左侧甲状腺内可见一类圆形低密度影，边缘光整，CT值为3~5 HU，增强后病灶未见明显强化，CT值为5~8 HU，病灶与甲状腺右叶下极分界较清，邻近气管右侧略受压变形（图50）。提示上纵隔甲状腺下方囊性占位病变，甲状旁腺囊肿可能性大。查血钙、血磷和甲状旁腺素均正常。放射性核素显像检查（^{99m}Tc－MIBI）提示：甲状旁腺显像呈阴性改变。

全麻下行甲状旁腺囊肿切除术，术中见肿物位于甲状腺右叶下极偏后，卵圆形，与周围界限清楚，长径2~5 cm，囊性，壁薄光滑透明，含无色清亮液体。术中冰冻病理诊断考虑为甲状旁腺囊肿，术后常规石蜡切片，HE染色，均见纤维性囊壁组织内衬单层立方上皮，囊壁内可见巢状分布的甲状旁腺细胞（图51）。免疫组织化学检查可见 CgA（＋）、CK（＋），术后病理诊断为甲状旁腺囊肿。术后无声音嘶哑等手术并发症。随访5年无复发。

笔记

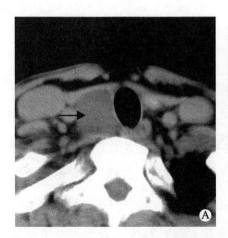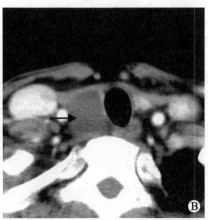

注：A. 平扫CT，见甲状腺下极囊性低密度影（黑色箭头）；B. 增强CT，增强后未见明显强化（黑色箭头）

图50　颈部CT检查结果

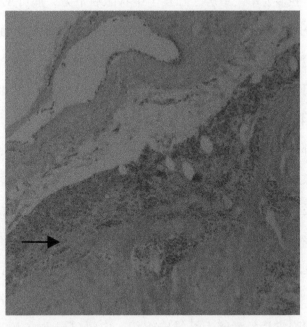

注：甲状囊肿的病理学改变，黑色箭头处为甲状旁腺细胞（HE染色×100）

图51　术后病理诊断结果

病例分析

　　无功能性甲状旁腺囊肿（non - functioning parathyroid cysts, NFPTC）发病率较低，不足甲状腺及甲状旁腺占位病变的1%，在颈部肿块中不足0.6%，临床不易鉴别，易被误诊为结节性甲状腺肿囊性变、囊性淋巴管瘤等疾病。甲状旁腺囊肿根据血钙、血磷和甲状旁腺素的水平以及临床症状可分为功能性和无功能性两类。功能性者少见，男性多见，约占甲状旁腺囊肿的15%，临床上表现为高甲状旁腺素的症状和体征，晚期可发生全身骨痛，自发性骨折、肾多发性结石、高血压、肾功能不全等。无功能性者多见，主要见于20~60岁女性，囊肿多为单个单房，好发于甲状腺后下方，偶可见于纵隔内。NFPTC的临床表现与其大小和位置有关，通常表现为无症状的颈部包块，包块较大者可有局部胀满感，若包块压迫气管、食管或喉返神经则可引起相应的症状，包括呼吸费力、甚至呼吸困难、吞咽异物感或困难、咳嗽、声嘶等。本病例的临床特点与文献报道相似。

　　颈部超声和CT检查可明确包块部位。但有时很难确定包块是位于甲状腺外还是甲状腺本身，给诊断造成困难。目前公认的双核素减影技术检查可有效定位甲状旁腺肿瘤，但对NFPTC的诊断仍有困难。若通过影像学检查能发现囊肿与甲状腺二者不相关，且已引起甲状腺位置改变时，应想到NFPTC的可能。细针穿刺抽吸细胞活检，以及对囊液性状的检查有助于术前诊断。NFPTC囊液为清亮水样，仅有极少量细胞碎片，囊壁为纤维壁组织，内衬单层立方上皮。文献报道，甲状旁腺素含量在功能性及无功能性NFPTC囊液中均增高。

　　因NFPTC患者术前血钙、血磷及甲状旁腺素均在正常范围，无骨关节疼痛、病理性骨折、泌尿系结石或胃肠道症状等典型原发性甲状旁腺功能亢进症的临床表现，故影像学检查对其术前诊断有一定帮助，本病例术前明确诊断。

手术切除仍是治疗 NFPTC 的首选方法。因 NFPTC 有完整的囊壁，易于分离，故其治疗方法应以手术切除为主。多数囊肿位于甲状腺后下方，贴近喉返神经和甲状腺下动脉交叉处，处理时应避免损伤喉返神经，必要时先显露喉返神经，后切除囊肿。若发现囊肿与甲状腺或胸腺粘连紧密，可切除连囊肿在内的部分甲状腺或胸腺。纵隔内或胸骨后囊肿，应做好劈开胸骨的术前准备。还应注意防止囊肿破裂，尤其是残留囊壁，以免术后复发。对术前存在气管、食管或神经压迫症状者，可选择在超声引导下行穿刺抽液治疗，对几次穿刺仍复发者，则需行手术切除。

病例点评

NFPTC 临床罕见，术前诊断困难。NFPTC 的诊断要点主要包括：①在 NFPTC 术前定位诊断中，超声检查应为首选；在有条件情况下，可行 CT 等检查，以提供更多信息。如术前超声提示病灶为无回声，在甲状腺下极背侧，且回声均匀、单房、壁薄光滑者应考虑 NFPTC 的可能；CT 检查提示病灶为囊性低密度影，且增强后无明显强化者应考虑 NFPTC 的可能。②术中发现包块位于甲状腺后方或下方，为壁薄光滑囊性肿物，囊液为无色透明可进一步帮助诊断。NFPTC 的确诊依赖于病理学检查。

治疗上首选手术切除，术中注意防止囊肿破裂，尤其是残留囊壁，以免术后复发。

（张　挺）

016 甲状腺内甲状舌管囊肿一例

病例介绍

患者女性，36岁，因"发现颈前肿物7天"于2016年3月21日入院。患者11个月前同样发现颈前肿物，直径为4~5 cm，伴发热，体温约37.8 ℃，于当地医院行局部穿刺，抽出淡黄色浑浊液体，肿物消失，病情好转。

查体：颈前偏左可触及一个约为2 cm的质韧结节，无触痛，随吞咽上下活动，不随伸舌活动。

甲状腺功能五项检查无异常。颈部超声提示甲状腺左叶结节位于中心部，直径约为2 cm，呈混合性、网状，其内可见彗尾状强光点，形态不规则（图52A）。甲状腺右叶结节直径约为7.7 mm，实性，形态不规则。CT扫描提示左侧甲状腺病灶密度不均，其内可见小气泡，增强后病灶呈不均匀轻中度强化（图52B、C），右侧甲状腺病灶内可见钙化灶。完善相关检查后，于2016年3月24日行手术治疗。术中见左叶多枚结节融合成团充满腺体，将左叶腺体完整切除，结节断面呈蜂窝状分隔，囊实混合，术中冰冻病理为甲状腺组织内见纤毛柱状上皮及慢性炎症细胞。右叶结节术中冰冻病理为甲状腺微小乳头状癌，遂行甲状腺全切除，右侧Ⅵ区淋巴清扫术。术后常规病理证实甲状腺左叶内两个病灶分别为甲状舌管囊肿和甲状腺微小乳头状癌（图53），右叶为微小乳头状癌，Ⅵ区淋巴结淋巴组织增生。术后患者规律服用左甲状腺素钠片并定期检查甲状腺功能五项、甲状腺球蛋白和颈部彩超。共随访 16 个月，促甲状腺素控制于 0.1 ~ 0.5 mU/L，甲状腺球蛋白 < 0.2 μg/ml，无甲状舌管囊肿及甲状腺乳头状癌复发。

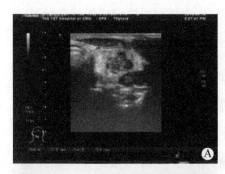
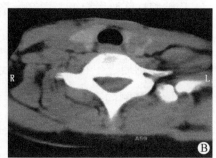
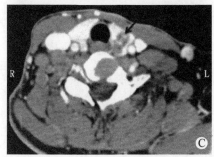

注：A. 颈部超声示甲状腺左叶结节；B. 颈部 CT 示甲状腺左叶病变；C. 颈部 CT 示甲状腺左叶病变，黑色箭头所指结节呈"气泡样"改变

图 52　甲状腺内甲状舌管囊肿患者术前影像学检查结果

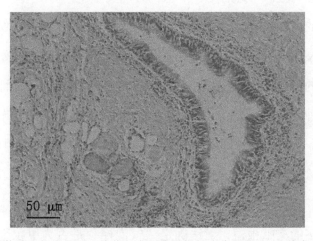

注：甲状腺组织内见纤毛柱状上皮细胞及慢性炎症细胞（HE 染色 ×200）

图 53　甲状腺内甲状舌管囊肿患者术后病理检查

病例分析

甲状腺在胚胎发育第 3 周开始形成，内胚层增生形成甲状腺原基，在胚胎发育第 7 周下降至颈部正常甲状腺处，发育成甲状腺峡部及左右两叶，原基则通过甲状舌管与舌相连。甲状舌管上端位于舌盲孔，沿着舌骨原基腹侧向下延伸。甲状舌管在胚胎发育到 8～10 周退化闭锁，若甲状舌管任何部位残留并发生扩张，则形成甲状舌管囊肿。

甲状舌管囊肿好发于 5 岁以内的儿童，约占儿童先天性颈部疾病的 55%，成年人约为 7%。其发生位置分为 4 种：舌根部，舌骨上或者颏下，平舌骨水平，以及舌骨下至胸骨上。绝大部分甲状舌管囊肿位于舌骨水平或其下方，本例甲状舌管囊肿位于甲状腺内，较为少见。位于甲状腺外部的甲状舌管囊肿在排除如异位甲状腺、病变的淋巴结、皮样囊肿等疾病后，通过超声及体格检查，基本可明确诊断。甲状舌管囊肿超声表现为类圆形囊性肿块，边界清晰，内部及周围无血流，无回声或少量点状低回声。如果在甲状舌管囊肿出现实性部分，应该考虑癌变，甲状舌管癌发生率约为 1.4%。而位于甲状腺内的甲状舌管囊肿则比较特殊，很容易误诊为甲状腺结节。

相关文献分别报道了 4 例甲状腺内甲状舌管囊肿，都提示为甲状腺内单发的"冷结节"，但最终通过穿刺活检或手术后病理证实为甲状舌管囊肿。同样，我们的病例术前超声也没有明显提示结节为甲状舌管囊肿，且舌管囊肿周围位置伴有癌结节，二者之间无明显界限，更加大了诊断及鉴别诊断的难度。但 CT 结果显示病变出现了"气泡样"改变，这与以往其他的甲状腺结节 CT 报告不同。目前为止，由于没有更多的文献报道，无法确定"气泡样"是否为甲状腺内甲状舌管囊肿的一种特异性改变，或是由其他原因导致，但可作为对此病诊断的一种参考。甲状舌管囊肿确诊后，无论囊肿位置，大小，临床主要采用 Sistrunk 术式（切除甲状舌管囊肿、瘘道、舌骨中段和舌骨上肌群内瘘道组织至舌盲孔）或扩大 Sistrunk 术式（切除全部颈前中线软组织），此术式可降低甲状舌管囊肿复发率。由于该病例术前及术中并没有充分考虑到甲状舌管囊肿的存在，且术中快速病理存在不确定性，所以并没有行甲状舌管囊肿的常规术式。甲状腺内甲状舌管囊肿的术前影像学检查很难显示出瘘管，术中也较容易忽视，该病例在术中没有发现瘘管的存在，这样都有可能增加术后甲状舌管囊肿的复发风险。术中病变部位出现蜂窝样改变，相比甲状腺结节性病变存在差异，这可能是由于甲状舌管囊肿囊壁造成的。慢性炎症如果一直存在，很有可能出现囊壁增厚，且囊内出现分隔，这也解释了超声中的"网状"和术中"蜂窝样改变"的可能性。此外，患者甲状舌管囊肿旁同时存在恶性结节，甲状腺内甲状舌管囊肿慢性炎症能否导致周围甲状腺组织出现变化，甚至恶变，还有待证实。

病例点评

甲状舌管囊肿可发生在胚胎时期甲状腺发育过程中甲状舌管迁移途中从起点到盲段的任何部位。甲状腺内甲状舌管囊肿作为异位甲状舌管囊肿的一种，发生率极低，术前应该详细收集病史，如肿物伴有发热，消失再复发的现象，都应把甲状腺内甲状舌管囊肿诊断做为其考虑之一。注意超声图像与单纯的甲状腺结节病变的区别，再辅以颈部 CT 等其他影像学检查，对诊断提供有特殊价值的信息。

如果术中病理明确为甲状腺内甲状舌管囊肿，同样应该积极寻找瘘管，并行 Sistrunk 术式或扩大 Sistrunk 术式，尽可能降低复发率。

（王照华）

笔记

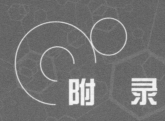

附　录

中国医科大学附属第一医院简介

中国医科大学附属第一医院（以下简称中国医大一院）是一所大型综合性三级甲等医院，也是一所具有光荣革命传统的医院。

医院的前身可以追溯到同时创建于 1908 年 10 月的福建长汀福音医院（原亚盛顿医馆）和沈阳南满洲铁道株式会社奉天医院。医院早期成长与中国共产党领导的革命进程紧密相连。1948 年沈阳解放，医院接收了原国立沈阳医学院（前身为南满洲铁道株式会社奉天医院）。

1995 年年初，医院首创"以病人为中心"的服务理念，提出了一系列的创新与发展举措，成果引起国内外医疗界的瞩目，得到了中央领导肯定和同行的赞誉。医院的改革经验被推向了全国，对我国的医疗改革和医院管理产生了划时代的深远影响。

如今的中国医大一院以人才实力和技术优势，发展成为国内外知名的区域性疑难急重症诊治中心。作为辽宁省疑难急重症诊治中心，同时也是国家卫生健康委员会指定的东北唯一的国家级应急医疗救援中心和初级创伤救治中心，医院在抗击非典、抗击手足口病、防治流感、抗震救灾等重大突发事件中做出了突出贡献，受到国家和世界卫生组织的肯定和表彰。

2014 年年初，新一届领导班子进一步明确了医院的功能定位：以创建国家级区域医疗中心为目标，以改革为动力，围绕发展高新技术，推动学科发展，加强医院信息化建设，使门诊流程更为规范，改善患者就医体验，积极践行公立大医院的社会责任。

医院现建筑面积 33.5 万平方米，编制床位 2249 张，现有职工 4350 人，其中有中国工程院院士 1 人，教育部长江学者特聘教授 3 人，教授、副教授级专家 545 人，中华医学会专科分会主委（含名誉、前任、候任）9 人，副主任委员 5 人。国家重点学科 4 个，国家重点培育学科 1 个，卫健委国家临床重点专科建设项目 22 个，荣获国家科技进步奖 9 项。医院全年门急诊量约 342 万人次，出院 15 万人次，手术服务量 7 万例，平均住院日 8.19 天。

2018 年发布的复旦版《2017 年度中国医院排行榜》中，医院综合排名全国第 12 名，连续 9 年位居东北地区第 1 名。

近年来，医院荣获全国文明单位、全国精神文明建设先进单位、全国卫生系统先进集体、全国文明示范医院、全国百佳医院、全国百姓放心示范医院、全国医院文化建设先进集体、全国医院有突出贡献先进集体等荣誉称号。

1941 年，毛泽东在延安为中国医大一院 14 期学员题词："救死扶伤，实行革命的人道主义"。它成为一代又一代中国医大一院人为之不懈奋斗的座右铭。传承百年，心系百姓，今天的中国医大一院正承载着辉煌的历史，沿着既定的航向，为建设国内一流医院的目标而努力奋斗！

中国医科大学附属第一医院甲状腺外科简介

　　中国医科大学附属第一医院甲状腺外科是教育部国家重点学科及卫健委临床重点专科——我院普通外科的重要组成部分，是辽宁省内第一家专门从事甲状腺及甲状旁腺外科疾病诊治的专业科室。

　　甲状腺外科是我院集医疗、教学、科研为一体的综合性临床专科，在辽宁地区及周边省市享有较高的声誉。科室现有固定床位42张，电脑开放床位89张，医护人员24人，其中教授1人，副教授3人，博士生导师1人，硕士生导师2人。年门诊量80000余人次，年甲状腺及甲状旁腺手术量达2500余例，其中恶性肿瘤手术量达80%。科室医护人员本着"以病人为中心"的理念，对各种甲状腺、甲状旁腺外科疾病采取规范化诊疗措施，通过准确的术前评估和精湛的手术技术，提高了甲状腺癌根治术和甲状腺多次手术的安全性，在大幅提高治愈率的同时，极大地降低了术后并发症的发生概率，获得了广大患者的一致好评。在教学方面，科室承担我校本科生及硕士、博士的教学任务，目前已培养博士、硕士研究生40余名，现有在读博、硕士研究生10余名。在科研方面，科室承担包括国家自然科学基金在内的国家及省部级科研课题22项。近5年在各类核心期刊上发表甲状腺专业论文60余篇，其中SCI收录30篇。近年来，科室多次成功举办具有影响力的国家级和省级专业学术会议以及继续教育学习班，吸引了大量专家及同道前来交流、学习，提高了辽宁地区甲状腺外科的专业水平。

　　未来，甲状腺外科全体同仁将以优秀的团队合作和先进的医疗技术为解除更多甲状腺患者的疾苦做出努力，为共同推动我国甲状腺外科事业的发展贡献热情！